DES

OSTÉO-ARTHROPATHIES

D'ORIGINE SYRINGOMYÉLIQUE

PAR

Le Dr Siméon HITOFF

LYON

A. REY, IMPRIMEUR-ÉDITEUR DE L'UNIVERSITÉ

4, RUE GENTIL, 4

1901

DES

OSTÉO-ARTHROPATHIES

D'ORIGINE SYRINGOMYÉLIQUE

DES

OSTÉO-ARTHROPATHIES

D'ORIGINE SYRINGOMYÉLIQUE

PAR

Le Dr Siméon HITOFF

LYON

A. REY, IMPRIMEUR-ÉDITEUR DE L'UNIVERSITÉ

4, RUE GENTIL, 4

1901

L'histoire de l'ostéo-arthropathie d'origine syringo-myélique ne remonte pas bien loin ; sauf quelques observations clairsemées, ce n'est guère qu'à partir de 1880 et surtout 1884 que l'on voit les observations se multiplier. C'est à Sokoloff, Graf, Schlesinger, Schultze, Strumpell, Nissen, etc., que nous devons la plupart des observations d'ostéo-arthropathies d'origine syringomyélique[1] servant de base à notre thèse.

Voici le plan que nous avons suivi dans ce travail :

1° Nous consacrons un premier chapitre aux artropathies syringomyéliques en général : déformation du thorax, scoliose, etc. signalées antérieurement par les auteurs.

2° Deuxième chapitre : Historique.

3° Dans le troisième chapitre nous exposons l'étiologie et les symptômes.

4° Le quatrième chapitre se compose de l'anatomie pathologique et la pathogénie des arthropathies syringomyéliques.

5° Cinquième chapitre contenant le diagnostic avec l'arthrite déformante, lèpre, tabes, etc.

6° Enfin un dernier chapitre au traitement.

---

[1] Pour ne pas répéter au courant du texte le terme d'ostéo-arthropathie d'origine syringomiélique, nous dirons simplement arthropathie syringomyélique.

Avant de commencer l'exposé de notre travail, nous tenons à remplir un de nos plus grands devoirs. Nous adressons à notre éminent maître M. Gangolphe, chirurgien Major de l'Hôtel-Dieu, nos hommages reconnaissants et notre gratitude profonde pour tout ce qu'il a fait pour nous, pendant le temps que nous avons passé dans son service, où nous avons eu le bonheur d'être son élève assidu. Le dévouement de ce chirurgien habile et consciencieux nous servira d'exemple dans la carrière si lourde où nous allons nous engager. C'est à lui que nous devons l'idée première de ce travail.

Nous sommes très heureux de pouvoir remercier ici notre Président de thèse, M. le professeur Tripier; nous apprécions beaucoup l'honneur qu'il vient de nous faire, et nous le prions de vouloir bien agréer l'expression de notre reconnaissance.

Nous remercions notre Jury de thèse et nous le prions de nous excuser, là où nos connaissances de la langue française leur paraissent limitées.

Nous adressons aussi un dernier témoignage de gratitude à nos anciens maîtres de la Faculté de Toulouse, où nous avons fait nos premières études et à tous nos maîtres de la grande École lyonnaise.

DES
OSTÉO-ARTHROPATHIES
D'ORIGINE SYRINGOMYÉLIQUE

CHAPITRE PREMIER

DES OSTÉO-ARTHROPATHIES DANS LA SYRINGOMYÉLIE; DÉFORMATIONS DU THORAX, SCOLIOSE, ETC., SIGNALÉES ANTÉRIEUREMENT PAR LES AUTEURS.

Le chapitre des troubles trophiques est un des plus importants dans la syringomyélie. Le nouveau type clinique que Kahler et Schultze mettaient en lumière en 1882, commença à prendre à son compte un grand nombre d'atrophies musculaires jusqu'à les confondre dans cette « atrophie musculaire progressive », qui devait être peu à peu dissociée, à ce point qu'elle tend à disparaître de la nomenclature neuropathologique. Puis ce fut la maladie de Morvan qui passa tout entière, ou peu s'en faut, dans la syringomyélie, et avec elle les troubles trophiques de la peau, glossys-kin, fissures, crevasses, bulles, phlyctènes, ulcérations inguérissables, grangrènes même.

Les *articulations*, sièges des lésions grossières en

quelque sorte : hydarthrose volumineuses, usures des épiphyses et dislocations des membres avec attitudes étranges, appelaient dès le début l'attention sur les troubles trophiques qu'elles présentent. Mais lésions articulaires et lésions osseuses sont bien proches.

Si les épiphyses prises se montrent ou bien hypertrophiées, luxuriantes, telles que nous les voyons chez des malades dont nous rapportons plus loin les observations, chez celui, par exemple, qui porte au bras droit une hyperostose juxta-épiphysaire du volume d'un œuf de pigeon, datant de trente-sept ans, époque à laquelle Ricord avait déjà écarté l'hypothèse d'une lésion syphylitique locale, ou bien au contraire amincies, usées, émiettées, telles que nous sommes habitués à les voir dans le tabes, il faut bien savoir que le corps de l'os n'est pas moins atteint. Ne connaissons-nous pas de fractures spontanées, celles que des traumatismes insignifiants, des efforts minimes ont provoquées? Elles ont été maintes fois signalées au cours de la syringomyélie, bien particulières dans leur allure puisqu'elles sont indolores le plus souvent et que, seuls, le gonflement de la région et l'impotence mécanique du membre la font reconnaître du malade. C'est ainsi que Roth rapporte une observation de fracture de la clavicule passée inaperçue, et que Schultze conte l'histoire d'un boulanger qui, en pétrissant son pain, se casse successivement l'humérus, le radius, et deux fois des métacarpiens, continuant du reste à travailler, jusqu'à ce que le gonflement du membre l'obligeât à s'arrêter.

Ces fractures se consolident souvent mal, lentement,

fréquemment par un cal vicieux, difforme ; elle peuvent ne pas se consolider du tout, et laisser à leur suite une pseudarthrose plus ou moins gênante. Ne connaissons-nous pas, dans la syringomyélie, ces gonflements du squelette des extrémités, mains ou pieds, qui rappellent de bien loin du reste l'acromégalie, bien que quelques auteurs aient pu croire dans ces cas à l'association de la syringomyélie et de l'acromégalie.

Charcot et Brissaud, pour bien les différencier, leur avaient donné le nom de *chiromégalie*. C'est parmi ces troubles trophiques osseux que doit être rangée la déformation si fréquente dans la syringomyélie, qui en est devenue un symptôme en quelque sorte essentiel, un symptôme qu'on recherche toujours soigneusement pour étayer le diagnostic hésitant, nous voulons dire la scoliose, et il est démontré que c'est aussi dans ces mêmes troubles trophiques qu'on doit ranger le thorax en bateau (Astié).

La déviation de la colonne vertébrale dans la syringomyélie a été étudiée par Hallion, dans son intéressante thèse sur « les déviations vertébrales névropathiques ». Tandis que Bernhardt ne l'a notée que 18 fois sur 71 cas, Brühl, doublant le tant pour cent, dit qu'on la rencontre dans la moitié des cas, mais, suivant les observations d'Astié, c'est dans 80 pour 100 des cas qu'il faut s'attendre à la rencontrer. Si nous ne voulons pas insister ici sur la valeur séméiologique considérable de cette déviation vertébrale, nous noterons cependant quelles sont les particularités les plus importantes qu'elle présente. D'une part, en effet, elle fait partie de la description générale du thorax des syringomyélitiques ; il est probable, d'autre part, que la déformation, cas particulier des rapports qui unissent les maladies du système nerveux au développement et à la nutrition des os, dépend de la même cause qui a provoqué la scoliose. La déviation vertébrale la plus fréquente dans la syringomyélie est la scoliose, associée le plus souvent à un certain degré de cyphose. La cyphose pure est plus rare, la lordose exceptionnelle. Voici du reste des chiffres plus précis puisés dans une statistique assez étendue[1] ; pendant que la scoliose y est notée 48 fois et la syphoscoliose 6 fois, il n'y a que 5 cas de cyphose pure et 3 seulement de lordose. Le caractère capital de cette déformation est son apparition contemporaine des troubles nerveux, sans phénomènes douloureux marqués qui attirent l'attention sur elle. Parfois il faut rechercher la déviation vertébrale, et les malades qui viennent consulter pour l'amyotrophie ou les ulcérations cutanées ignorent l'existence de leur déformation rachidienne ; parfois, c'est au contraire pour celles-ci que le médecin est consulté, et il doit rechercher les autres signes de l'affection médullaire sur laquelle le malade n'attire pas l'attention.

Cette déviation peut être très légère, difficile même à voir ; il faut pour ainsi dire vouloir la voir pour la trouver. Elle peut aussi être énorme. Le cas rapporté par Hallion, que nous avons reproduit dans notre thèse, concerne un homme dont la diformité est colossale, le

[1] Dimitrof, *Arch. fur Psychiatrie und Nervenkrankheiten*, Berlin, 1896, livre XXVIII.

tronc est plié en deux de telle sorte que, du côté gauche,
le rebord costal s'enfonce dans le bassin au-dessous de
la crête iliaque ; il en résulte que l'épaule de ce côté
est abaissée de telle façon que l'humérus, le bras étant
tombant, est en rapport avec cette crête iliaque au
niveau de l'union de son tiers supérieur à ses deux
tiers inférieurs. La scoliose siège le plus souvent à la
région dorsale ; parfois il y a une courbure de compensation à la région lombaire. Le sens de la courbure ne
paraît pas nettement déterminé ; il résulte cependant des
observations d'Hallion que la convexité de celle-ci répond le plus souvent au côté qui présente le maximum
des troubles syringomyéliques sensitifs ou musculaires.
C'est généralement une scoliose à grande courbure, sans
angle saillant ; l'exploration du rachis ne relève à aucune
hauteur une lésion localisée des vertèbres, comme on
la trouve quelquefois dans le tabes, où il s'agit alors
d'une arthropathie comparable en tous ses caractères
aux arthropathies tabétiques des membres. Ce n'est pas
à dire pour cela qu'il ne s'agisse dans la syringomyélie
d'un trouble trophique osseux, trouble trophique que
Astié [1] a invoqué également pour expliquer la déformation en bateau du même thorax. En effet, et nous
résumons ici l'argumentation si convaincante d'Hallion, ou bien il s'agit d'une lésion osseuse, ou bien il
s'agit d'une déviation anormale de l'activité musculaire.
Peut-il être question de l'action vicieuse de muscles
moteurs du rachis agissant isolément ? Nous ne le pen-
sons pas. Remarquons tout d'abord que le trouble uni-

[1] Thèse Paris, 1897.

latéral non symétrique de la scoliose réclamerait un trouble également unilatéral des muscles, ce qui à la rigueur se pourrait voir dans la syringomyélie, mais cadre mal avec ce que nous savons de l'allure ordinaire des affections spinales. S'agirait-il de faiblesse relative des muscles d'un côté? Mais dans les cas qui reconnaissent pour cause un tel trouble musculaire, nous voyons que les déviations sont très peu marquées : ces cas ne sont pas absolument rares ; il y en a eu de particuliers dans la paralysie infantile, c'est-à-dire ayant évolué pendant la période même du développement du rachis, pendant la période la plus propre aux déformations et, si nous en croyons Hallion, les descriptions des auteurs aussi bien que ses observations personnelles n'ont jamais fourni que des déviations peu accentuées. S'agit-il d'une contracture? On sait que la contraction des muscles vertébraux peut amener des déviations extrêmement marquées, mais la contracture est toujours plus active aux régions spinales, où les muscles sont plus forts, c'est-à-dire à la région lombaire, non à la région dorsale ; de plus, Hallion a pu réduire dans une certaine mesure la courbure rachidienne présentée par son malade et s'assurer ainsi d'une façon en quelque sorte directe de l'absence de courbure. Est-ce à dire que les muscles n'ont nulle action dans de telles déformations? Evidemment non : ils agissent puisque seuls ils ont qualité pour mouvoir la colonne vertébrale; ils agissent, puisque seuls ils peuvent déterminer le sens de déviation de celle-ci. Mais il est nécessaire, pour expliquer la persistance de la déviation, son intensité; il est nécessaire que les muscles trouvent un rachis altéré

dáns la structure, prête à ployer et, en effet, n'est-ce pas
à première vue que la colonne vertébrale des rachiti-
ques, celle des ostéomalaciques qui rappellent ce thorax
des syringomyéliques à grande déviation.

Les os vertébraux sont altérés et ils le sont comme
le sont également les autres os, comme le sont les articulations, la peau, les muscles, les vaisseaux de ces malades. Si les vertèbres subissent plus particulièrement
les conséquences de cette altération osseuse généralisée, c'est que ce sont des os courts, spongieux ; c'est
que ces os sont constamment soumis à l'action de la
pesanteur. Pendant toute sa maladie le syringomyélique marche ; il est assis ou debout, son rachis supporte
tout le poids du corps, tandis que ses membres, plus ou
moins impotents, condamnent le malade à une inaction
relative et se trouvent ainsi à l'abri des causes directes
on indirectes des graves désordres : traumatismes,
fractures, etc., et cela est commun aux affections mé-
dullaires, dont l'action, pour ainsi dire spéciale sur
les rachis, a été bien mise en lumière, en particulier
dans la maladie de Friedreich. Ainsi, la syringomyélie
présente fréquemment des troubles trophiques osseux
qui se traduisent par une déformation particulière,
une malléabilité et une fragilité spéciale du squelette.
Cette altération, nous la retrouvons du reste dans un
grand nombre d'autres affections du système nerveux.
Chez les syringomyéliques, elle s'objective surtout par
la déformation du rachis, par la scoliose. Le thorax des
syringomyéliques prend une forme anormale. Mais
ce n'est pas tout, ce thorax tire encore une particularité d'un aspect spécial de sa partie antérieure et par

suite aussi de l'affaissement de la première portion du sternum. Ce thorax, appelé par M. Marie « le thorax en bateau », parce que la « dépression », que nous venons de signaler, rappelle le creux d'un bateau avec ses bords latéraux relevés et la pente douce de ses extrémités vers la proue, du côté du cou, vers la poupe du côté de l'abdomen. Donc, parmi les troubles osseux que présentent les syringomyéliques, et en outre des déformations du squelette, il existe parfois une dépression limitée du thorax qui a reçu, par M. Marie, le nom de « thorax en bateau ». Il est caractérisé par une dépression de la partie supérieure et antérieure du thorax, cette dépression se relève sur la partie latérale, et les épaules semblent ainsi ramenées en avant ; elle siège toujours au-dessus de la ligne horizontale passant par les bords inférieurs des grands pectoraux. Son diagnostic est facile : le thorax en bateau ne ressemble à aucun des thorax comme « thorax en entonnoir, thorax en proue, thorax des affections naso-pharyngiennes, etc. » Il existe par lui-même, n'est subordonné ni à l'atrophie des pectoraux, ni à la scoliose; c'est un trouble trophique analogue à ceux qui frappent les autres parties du squelette dans la syringomyélie (Astié). Cette déformation, suivant le même auteur, ne provoquerait aucun trouble viscéral fonctionnel, mais elle constituerait un symptôme intéressant de la syringomyélie, fournissant un élément de diagnostic. Cette déformation du thorax est bien décrite dans la thèse d'Astié intitulée : « le Thorax en bateau de la syringomyélie », dont nous empruntons quelques observations très démonstratives à ce sujet.

CHAPITRE II

HISTORIQUE

En jetant un coup d'œil sur les indications biblio-graphiques, on se rend facilement compte que l'histoire des arthropathies syringomyéliques ne remonte pas bien loin. Sauf quelques observations clairsemées, ce n'est guère qu'à partir de 1800, et surtout 1884, que l'on voit les observations se multiplier. La raison en est bien simple ; si la connaissance anatomique de la syringomyélie est déjà ancienne[1], la description cli-nique de cette maladie ne date que de 1882, avec Schultze et Kahler. Ce n'est qu'en 1889 que M. le pro-fesseur Debove démontra le premier en France, à la Société médicale des hôpitaux, les caractères cliniques de la syringomyélie. Dans les observations de Steu-dener, de Langhans, de Strümpell, le diagnostic de la nature de l'arthropathie n'était donc pas possible à faire. Le diagnostic de Strümpell[2] était paralysie spastique.

Les malades des deux premiers auteurs ont été con-sidérés comme des lépreux. Loof (cité par Gombault)[3],

---

[1] Hallopeau, le premier, montra en 1869, que les myélites peuvent donner lieu à la production de cavités.

[2] *Archiv für Psychiatrie*, Bd X.

[3] *Revue neurologique*, 1893, p. 378, note.

dans un mémoire de l'anatomie pathologique de la lèpre anesthésique, donne ces cas comme exemple de syringomyélie dans la lèpre, bien à tort, puisque la preuve de l'existence de la lèpre n'était pas possible à faire dans le cas de Stendener, daté de 1867, Hansen n'ayant découvert le bacille de la lèpre qu'en 1871. De plus, le cas de Steudener ne pouvait pas être un cas de lèpre, à cause de l'arthropathie (avec fracture et luxation) bien caractérisée du poignet droit. La « mutilation » de la lèpre n'atteint qu'exceptionnellement les articulations tibio-tarsienne et radio-carpienne (Leloir), et encore ne s'agit-il pas ici d'arthropathies. Nous n'avons pas à insister, pour le moment, sur les ressemblances ou la coexistence de la lèpre avec la syringomyélie ; nous y reviendrons au chapitre du diagnostic. Parmi les titres des observations que nous avons passées en revue, il en est encore un qui est étranger en apparence à la syringomyélie : c'est la maladie de Morvan, ou paréso-analgésie, ou panaris analgésique. Mais tandis que la lèpre est distinguée de la maladie qui nous occupe, par la grande majorité des auteurs, la maladie de Morvan, au contraire, est rattachée à la syringomyélie et n'en est plus considérée que comme une variété depuis les travaux de MM. Joffroy et Achard[1] (1890-1891). A l'autopsie des malades atteints de maladie de Morvan, ces auteurs trouvèrent une syringomyélie typique. A propos de la maladie de Morvan, nous ferons remarquer que nous n'avons pas compté dans notre statistique les arthrites ou arthropathies des

---

[1] *Arch. de méd. expérimentale*, 1890, p. 540, 1891, p. 678.

doigts si fréquentes dans ce type morbide. Ces arthrites sans doute, rentrent dans les troubles trophiques, mais elles sont souvent secondaires aux troubles trophiques cutanés. D'où la difficulté de leur classification. Dans ces dernières années, on a vu se multiplier les publications sur les ostéo-arthropathies syringomyéliques. A l'étranger plusieurs articles ont été écrits sur l'ensemble de la question, par exemple ceux de Socoloff et de Graf, d'ailleurs tout récents. En France, il n'y a comme travail de ce genre que la leçon de J.-M. Charcot.

CHAPITRE III

ÉTIOLOGIE — SYMPTOMES

Siège. — Il nous paraît utile de déterminer d'abord le siège le plus fréquent des arthropathies. Leur localisation habituelle est, en effet, leur caractère le plus distinctif, par rapport aux arthropathies tabétiques. Voici, d'ailleurs, le tableau donné par MM. Paul Londe et J. Perrey :

	Côté gauche	Côté droit	Total
Epaule	12	8	20
Coude	6	8	14
Poignet.	6	6	12
Hanche. . . .	2	3	5
Genou	3	1	4
Pied (tibiotarsienne).	2	8	4
Tarse	0	1	1
			60

A ce tableau, MM. Londe et Perrey ajoutent les faits suivants appartenant à J. Hoffmann. Dans son second mémoire 1892, J. Hoffmann rapporte l'observation de Ferdinand H. (obs. VIII), chez lequel il a trouvé en l'absence de toute arthropathie une production osseuse au-dessus du muscle anconé ; elle était longue de l'épaisseur d'un doigt et terminée en pointe par en bas.

Quoiqu'il ne s'agisse pas là d'arthropathie, ce fait devait être évidemment rapproché des précédents, car dans l'observation de J. Charcot, où il y avait arthropathie de l'épaule et du poignet droit, on trouvait au-dessus du coude deux productions osseuses fort analogues, l'une de la grosseur d'une noisette, située au niveau du tendon du triceps, l'autre ayant 5 centimètres de long sur 4 de large, et située « manifestement dans l'épaisseur du muscle triceps ». Quoiqu'il n'y ait pas eu d'arthropathie du coude, il s'agit d'une ossification péri-articulaire, comme dans le cas de Hoffmann. On pourrait encore ajouter à cette statistique un cas d'arthropathie de l'articulation métacarpo-phalangienne du pouce gauche, également rapportée par J. Hoffmann dans son deuxième mémoire (obs. X). Nous la mettons à part pour suivre l'exemple de Graf, qui ne tient pas compte de son observation d'arthropathie métacarpo-phalangienne des deuxième et quatrième doigts. Ces arthropathies métacarpo-phalangiennes ne sont donc pas rares, comme on peut le voir, d'ailleurs, dans nos observations. MM. Londe et Perrey ont ajouté à la liste de Graf deux observations publiées avant son mémoire, l'une de Déjerine (voir l'observation), dans laquelle il est dit que les extrémités inférieures du radius et du cubitus étaient légèrement gonflées, l'autre de Parmentier où il est question d'arthropathie du genou droit. Chez le malade de

Déjerine il y avait sur le cubitus, à la réunion du tiers supérieur avec les deux tiers inférieurs, une hyperostose du volume d'un œuf de pigeon, diagnostiquée non syphilitique par Ricord.

Voici le tableau d'arthropathie syringomyélique que nous obtenons en compulsant les observations de notre thèse :

	Côté droit	Côté gauche	Total
Epaule	6	7	13
Coude	4	6	10
Pied.	3	3	6
Poignet	1	0	1
Genou	0	1	1
Articul. sterno-clav.	0	1	1
			32

Certains auteurs ont considéré la scoliose comme étant le résultat d'une polyarthrite vertébrale (Krœnig[1]). Roth, au contraire, pense qu'elle est d'origine musculaire et causée par l'atrophie des muscles transversaires épineux. Brühl dit qu'elle est favorisée surtout par la contracture. Malgré cette divergence d'opinions, la scoliose rentre dans les troubles trophiques et les signes polio-myéliques médians de Charcot. C'est aussi l'opinion de Morvan, pour qui elle viendrait se placer « à côté du panaris, de l'arthropathie, de la fracture spontanée, de l'ostéophyte ». A ce titre, les dévia-

[1] *Zeitschrift f. klin. Med.*, t. XIV, 1888.

tions de la colonne vertébrale, d'origine syringomyélitique, rentrent dans notre cadre. Jusqu'à présent, la
déformation ostéo-arthropathique de la colonne vertébrale dans la syringomyélie avait été discutée, mais le
cas de M. S.-S. Nalbandoff, que nous citons dans nos
observations, démontre l'existence de ces lésions et
met en même temps en doute la théorie musculaire de
Roth.

Les tableaux de localisation de l'arthropathie syringomyélique sont très significatifs. Elle est beaucoup plus
fréquente aux membres supérieurs, contrairement à ce
qui se passe dans les tabes, et, pour le membre supérieur, sa fréquence est plus grande pour les articulations les plus rapprochées de la racine du membre.
D'après Sokoloff, dans la syringomyélie, les ostéo-
arthropathies se rencontreraient dans une proportion
de 10 pour 100 des cas ; suivant Schlesinger, ce chiffre
serait plus élevé. Schlesinger a trouvé 97 lésions ostéo-
arthropathiques chez 63 malades. De ce nombre,
73 avaient leur siège aux membres supérieurs et 16 aux
membres inférieurs. Pour Sokoloff, 80 pour 100 de ces
lésions atteignent les membres supérieurs, tandis que
dans le tabes ce serait l'inverse : les membres inférieurs seraient atteints dans une proportion de 80 pour
100.

L'ostéo-arthropathie n'a guère plus de prédilection
pour un côté que pour l'autre. Elle peut affecter les
deux côtés du corps chez le même sujet, comme dans
un cas de Sokoloff et un autre chez Nissen (poignet
droit et coude gauche, — coude droit et épaule gauche). Quand les arthropathies sont multiples, elles siè-

gent plus souvent du même côté, au nombre de deux ou trois au plus. Ainsi, on a vu se prendre à la fois l'épaule, le coude et le poignet gauche (Sokoloff), — la hanche droite, la quatrième articulation métacarpo-phalangienne droite (Strümpell). On a vu aussi les associations suivantes : épaule et coude gauches (Nissen), ou épaule et poignet droits, ou bien genou et pied gauches (Graf). Le fait intéressant à relever nous paraît être la tendance unilatérale de l'affection, pourtant il ne manque pas de lésions bilatérales, comme on peut le voir dans nos observations. Nous l'opposerons à la tendance du tabes à affecter des articulations symétriques, particulièrement les deux hanches ou les deux genoux, ou les deux pieds, ou les deux épaules. Les plus rares arthropathies ont été rapportées, celles de la hanche par Strumpell, Schultze et Schlesinger ; celles du genou par Graf, Parmentier et Schlechinger ; celles du pied par Graf, Morvan, Strümpell et Gangolphe. Les arthropathies, quoique rares, ne peuvent être mises en doute, grâce à l'autopsie de Strümpell et l'opération et l'examen anatomo-pathologique de Gangolphe.

Fréquence, sexe. — La fréquence absolue des ostéo-arthropathies, au cours de la syringomyélie, est de 10 pour 100 (Sokoloff) ; c'est, en somme, la fréquence des arthropathies tabétiques par rapport au tabes. Les hommes sont trois fois plus atteints que les femmes, mais il faut dire que la syringomyélie est deux fois plus fréquente chez les hommes que chez les femmes, d'après Wichmann et Bruttau, cités par Graf, et même trois fois plus fréquente chez les premiers suivant Roth cité par Brühl.

Age. — Graf estime que l'âge où surviennent surtout les ostéo-arthropathies, est quarante ans, et pourtant, parmi les quatre observations qu'il en rapporte, le premier signe de l'arthropathie s'est relevé deux fois avant vingt ans, une fois à dix-sept ans et une fois à neuf ans. Dans le cas de Bernhardt, il s'agit d'un jeune homme de dix-neuf ans. Charcot considérait la syringomyélie comme débutant dans le jeune âge ; c'est souvent entre quinze et vingt-cinq ans. Or, l'arthropathie peut être un signe précurseur ; il n'est donc pas étonnant qu'elle survienne parfois chez de jeunes sujets.

Époque d'apparition. — Ce n'est, dans beaucoup de cas, que longtemps après le début de l'arthropathie, que le malade vient consulter le médecin. D'abord, en effet, il n'est pas gêné dans ses mouvements, et la douleur, nous le verrons, est ordinairement absente. Lorsque le médecin voit pour la première fois le malade, les signes polio-myélites antérieur : atrophie musculaire, et postérieur, dissociation de la sensibilité, ne sont pas toujours évidents. Ainsi, chez les malades de J.-M. Charcot et Dutil, c'est tout juste si l'on trouva une ou deux zones cutanées peu étendues, présentant de la dissociation de la sensibilité. Dans deux observations de Graf, l'arthropathie semble avoir été la première manifestation de la maladie. Il est à remarquer que le malade va souvent consulter un chirurgien pour sa maladie articulaire, parce qu'elle est pour lui le premier accident grave. Pour toutes ces raisons, il faut admettre avec Graf que si l'arthropathie n'est pas toujours précoce, elle appartient du moins à la première période de la maladie. Pourtant l'apparition de la première arthropathie peut être relativement tardive, comme chez la malade de J.-B. Charcot, reconnue syringomyélique depuis deux ans.

Signes antérieurs. — Les symptômes qui ordinairement précèdent les manifestations articulaires sont, dans la grande majorité des faits, les troubles trophiques cutanés du côté des mains, comme dans les observations d'Hoffmann (IX, X, XIV), de Kissen (I), de Czerny (II), de Krang (I), de Gessler, de Weill; d'autres fois, c'est la scoliose(obs. de J.-B. Charcot et de Critzman et obs. I de Nissen). Enfin ce peuvent être des douleurs fulgurantes, exemple le cas de J.-M. Charcot et Dutil. Leur malade avait eu, plusieurs années auparavant, des douleurs lancinantes et fulgurantes, paroxystiques, exclusivement dans les jointures, tantôt dans une articulation, tantôt dans une autre. Il est important de retenir cette particularité, car de semblables douleurs font penser au tabes. J. Hoffmann aussi a insisté sur les douleurs dans la syringomyélie, mais il a relevé surtout des douleurs comparables à des brûlures ou à des sensations de froid glacé.

Prodromes éloignés. — Mais, ce qui est plus particulier, c'est de voir dans certains cas la *douleur se localiser* et en quelque sorte prédir l'articulation qui sera prise. Ainsi dans une observation de Morvan, où il s'agissait d'une arthropathie de l'épaule droite, la malade ressentait depuis plusieurs années des douleurs dont le point de départ était l'épaule et qui s'exaspéraient au changement de temps. Le malade de Weill avait, depuis trente ans, de légères douleurs à l'épaule gauche, lorsque apparut spontanément, une nuit, une tuméfaction indolore de l'article.

Prodromes immédiats. — Comme prodromes plus immédiats encore et également localisés, nous trouvons signalés, mais rarement, des troubles trophiques cutanés dans la région même de l'article menacé. Le malade de Karg remarqua une petite pustule sur le côté externe de son coude droit, trois semaines avant l'apparition d'une enflure spontanée considérable de ce même coude. Dans l'observation de Remak, plusieurs grosses bulles étaient apparues au niveau de l'épaule gauche, avaient creusé un ulcère profond, et l'arthropathie s'était déclarée après guérison de l'ulcère.

Début. — Il est généralement brusque, qu'il soit ou non provoqué par un traumatisme violent ou léger. Quelquefois il est progressif. Enfin on a vu dans certains cas, vraiment difficiles à interpréter, l'article suppurer d'emblée.

Début traumatique. — Presque toujours, dit Graf, il y a un traumatisme signalé au début de l'arthropathie syringomyélique. Graf s'appuie sur les nombreux faits de Strümpell, Schultze, Nissen, Sokoloff, Gessler. Il s'agit dans ces cas, de traumatismes importants, comme la chute d'une échelle. La malade de Schlesinger était tombée dans l'eau, l'action du froid peut être invoquée ici comme cause occasionnelle. D'autre fois, le traumatisme est insignifiant ou nul. Dans l'observation I de Graf, le point de départ de l'arthropathie a été un mouvement d'élévation du bras. Dans l'observation XII de G. Hoffmann, l'arthropathie ne s'est développée que trois ou quatre jours après une

chute sur le poignet. Chez la malade de J.-B. Charcot,
la chute eut lieu sur l'épaule gauche, et c'est en se
retournant que la malade éprouve dans l'épaule droite
une vive douleur.

Début spontané progressif. — Cette même malade
est un exemple de début progressif de l'arthropathie.
Il se développa chez elle, progressivement, une hydarthrose de l'épaule qui fut ponctionnée plus tard. Même
début progressif, mais spontané, dans l'observation de
Blocq et P. Berbez.

Début spontané brusque. — Le début spontané lui-
même peut avoir lieu brusquement, exemple, observation II de Nissen, dans laquelle, sans provocation
extérieure, l'épaule et le coude gauche se tuméfièrent.

Suppuration d'emblée. — Czerny, Hoffmann, Karg,
ont vu la suppuration d'emblée. Dans le premier cas,
sans cause apparente, il survint avec des frissons, une
tuméfaction rouge, douloureuse à la main gauche. La
suppuration donnait lieu à une ouverture spontanée
trois jours après, et l'on trouvit une destruction ligamenteuse avec luxation de l'extrémité inférieure du
cubitus. La dernière phalange de l'index se gangrena.
Il y avait une température de 40°5. Malgré l'amputation, la mort arriva par septicémie. Le malade avait
de l'atrophie des deux mains, mais il n'est pas dit qu'il
y ait eu des ulcérations aux mains. Chez le malade de
Karg (J. B., 43 ans), il y eut également ouverture spontanée du coude droit qui contenait du sang et du pus.
Les extrémités articulaires étaient privées de cartilage.
Il n'y avait pas eu de douleur, contrairement au cas
précédent. La suppuration de l'article avait été pré-

cédée de la formation d'une pustule sur le côté externe
de la région. Même est le cas de Sokoloff, cité dans nos
observations. Ces cas, en somme, sont exceptionnels,
quoiqu'ils paraissent moins rares que dans le tabes.

Arthropathie à forme d'hydarthrose : 1° *rapide* ;
2° *progressive*. — En général, les choses se passent de
la façon suivante. Il se produit très rapidement un
gonflement quelquefois considérable de la jointure
atteinte. Que le début ait été spontané, ou bien qu'il
ait été marqué par un traumatisme, le plus souvent ce
gonflement est absolument *indolore*, il n'y a ni douleur spontanée, ni douleur à la palpation de l'articulation, en un mot aucun trouble subjectif à la sensibilité.
Nous verrons que, par contre, il existe souvent, dès
cette période, des troubles objectifs de la sensibilité. Le
gonflement gardait un peu l'empreinte du doigt dans
l'observation de J.-M. Charcot et Dutil. L'absence de
douleur explique l'étonnement du malade lorsqu'il
découvre la lésion, soit en travaillant, soit à son réveil.
Il faut même parfois une visite du médecin pour que
l'arthropathie soit découverte. L'attention du patient
n'est attirée que par un vague sentiment de gêne de l'articulation. La tuméfaction est d'origine à la fois *péri-
articulaire* et *articulaire*. Les segments des membres
adjacents à la jointure sont infiltrés dans une certaine
étendue et, d'autre part, l'épanchement articulaire est
assez abondant pour nécessiter une ponction chez bon
nombre de malades. Dans le cas de Weill, l'hydarthrose
de l'épaule gauche formait une tumeur *fluctuante*,
grosse comme la tête d'un enfant.

Cette arthropathie indolore était apparue brusquement la nuit. Dans les exemples précédents, on peut dire qu'il s'agissait d'une hydarthrose aiguë, d'ailleurs sans rougeur et sans douleur locale. D'autres fois (J.-B. Charcot), c'est petit à petit que se forme l'épanchement articulaire, c'est peu à peu qu'il atteint un volume plus ou moins considérable. C'est ce qui s'est passé aussi dans l'observation de P. Berbez.

L'arthropathie revêt ici la forme d'une *hydarthrose chronique*. Le liquide que l'on retire de ces hydarthroses est tantôt limpide, tantôt trouble, quelquefois sanguinolent. Au bout d'un certain temps, généralement quelques semaines, jusqu'à deux ans dans le cas de Schlesinger, avec ou sans ponction, l'hydarthrose guérit, en laissant ordinairement une *impotence* légère, rarement très marquée après une première atteinte. En effet, si on ne les a pas déjà constatées, on découvre alors des lésions articulaires profondes. Il est pour ainsi dire constant de trouver des *craquements* en rapport avec l'état des têtes osseuses (usure des cartilages). Les ligaments et les capsules conservent désormais une certaine *laxité*. Les extrémités articulaires peuvent être à volonté luxées et, tandis que les *mouvements actifs* sont possibles ou impossibles, les *mouvements passifs* ont une étendue anormale. Tous ces phénomènes, pour peu qu'ils soient prononcés, sont l'indice d'une déchirure capsulaire ou ligamenteuse. L'article est alors véritablement disloqué (Schlottergelenk).

On peut apprécier dans certains cas les *déformations* des épiphyses, surmontées d'exostoses articulaires. Nous avons vu qu'il pouvait exister des *productions osseuses* soit intra-capsulaires, soit extra-capsulaires,

Dans d'autres cas, qui semblent plus rares, au lieu de lésions hypertrophiques, on trouve au contraire les os en voie d'atrophie.

Signalons que les lésions de la diaphyse des os sont soit des fractures spontanées, comme dans le tabes qui est rare, soit des exostoses.

Récidives. Arthropathies simultanées. — Dans beaucoup d'observations, ce n'est pas seulement une poussée d'hydartrose que l'on trouve relatée, c'est deux, trois ou davantage, et si la gêne fonctionnelle a été nulle ou peu marquée après la première, elle s'aggrave nécessairement à chaque nouvelle atteinte. La récidive sur place est donc un des caractères de la maladie. Nous avons déjà signalé l'atteinte successive de plusieurs articulations. C'est presque toujours du même côté et le plus souvent sur le même membre qu'une deuxième arthropathie se développe. Dans l'observation de J.-M. Charcot, l'épaule droite fut prise un mois après le poignet droit. Dans le cas de Strümpell, l'articulation tibio-tarsienne s'est prise trois semaines après la quatrième métacarpo-phalangienne. La femme de quarante-trois ans de Nissen, offre un exemple de deux arthropathies simultanées (épaule et coude gauche).

Forme douloureuse. — Nous avons insisté sur l'absence de douleurs dans l'arthropathie syringomyélique. C'est en effet là un des caractères qui la rapprochent de l'arthropathie tabétique. Mais, de même que celle-ci, la première aussi peut être douloureuse. Dans quelques cas, la douleur peut être le phénomène prédominant et même exclusif. On note dans l'observation de Strüpell : chute sur le côté droit ; aussitôt fortes douleurs dans la hanche droite pendant neuf mois. Les douleurs disparurent alors pour revenir de temps en temps dans la suite ; ces douleurs furent, à un moment donné, intolérables. Après un début traumatique, les douleurs furent assez vives, dans un cas de Sokoloff. Elles étaient insignifiantes dans la première observation de Nissen. Il faut remarquer que les malades qui ont eu de la douleur, comme les précédentes, avaient subi un traumatisme. Exemple encore, le cas de Schlesinger et Gangolphe.

Troubles objectifs de la sensibilité. Dissociation localisée et concomitante. — Pour en revenir à la règle générale, on voit des malades s'étonner eux-mêmes du peu de douleur qu'ils ont éprouvé, étant donné la gravité du traumatisme qui a marqué le début de l'arthropathie. Cette analgésie, tout au moins relative, nous amène à parler du phénomène le plus important qui soit associé à l'arthropathie, à savoir la *dissociation de la sensibilité*. Il existe une superposition très remarquable et même très précise dans quelques cas de la localisation de l'arthropathie et de la localisation de ces troubles objectifs de la sensibilité. Dans l'observation si intéressante de J.-B. Charcot, il semble bien y avoir eu en outre coïncidence dans l'apparition de ces deux phénomènes. Dans celle de J.-M. Charcot et Dutil, la dissociation de la sensibilité n'existait qu'au niveau des deux zones précisément superposées aux arthropathies de l'épaule et du poignet. Dans quelques observations, l'analgésie et la thermo-anesthésie de la région ont paru précéder l'arthropathie. Ainsi, chez certains malades on trouve notées des cicatrices disséminées de brûlures anciennes et notamment au niveau de la jointure prise. La question est de savoir si, l'arthropathie existant, il y a toujours analgésie et thermo-anesthésie de la peau et des parties profondes. Pour ce qui est de la sensibilité cutanée, la règle, quoique générale, ne paraît pas absolue. Dans le troisième cas de Graf on trouve notée la conservation de la sensibilité à la température, au genou gauche affecté depuis l'enfance d'une arthropathie syringomyélique. Il existait, par contre, de l'hyperesthésie localisée à ce niveau, avec sensation de chaleur. On trouvait, d'ailleurs, chez ce malade une diminution de la sensibilité à la douleur et à la température aux deux jambes. Chez le sujet de Lloyd, il n'y avait pas non plus superposition de troubles objectifs de la sensibilité et de l'arthropathie (hanche droite). La sensibilité des parties profondes a pu être appréciée lors des interventions chirurgicales. Or il est remarquable de voir que presque toutes ces opérations ont été faites sans anesthésie, et cependant sans douleur pour le malade. Jamais, du moins, les observateurs n'ont particulièrement signalé de douleurs dans ces opérations. Nous verrons quelle importance ces faits ont pour le diagnostic et comment ils éclairent la pathogénie de l'affection.

Troubles subjectifs de la sensibilité. Troubles vasomoteurs. — Nous avons noté la douleur comme prodrome de la lésion articulaire, nous avons insisté sur ce fait que la douleur, quand elle existe, n'est pas, en général, en rapport avec les désordres articulaires.

Nous ne reviendrons pas sur ce fait. Nous nous conten-
terons d'ajouter qu'au cours de l'arthropathie devenue
chronique, les malades ont parfois des périodes douloureuses (exemple, le malade de Charcot). Quant
aux troubles vaso-moteurs, au moment où se fait l'arthropathie, ils sont essentiellement liés à la production
de l'arthropathie elle-même et de l'infiltration péri-articulaire. Celle-ci est encore attribuable dans certains
cas, pour les arthropathies tabétiques du moins, à une
rupture capsulaire (Debove).

Évolution. — L'arthropathie a pour conséquence un
certain nombre de désordres articulaires ou périarticulaires sur lesquels nous devons revenir. Les *craquements* sont chose vulgaire. Ils peuvent constituer dans
quelques cas l'unique symptôme de la lésion. Habi-
tuellement accessoires, ils sont remarquables à la fois
par leur intensité et leur indolence, tout au moins rela-
tives. Ils sont dus surtout au frottement des surfaces
articulaires dépouillées de leur cartilage et quelquefois
à des *fractures parcellaires* semblables à celles que
Charcot a décrites dans les arthropathies tabétiques.
Les *luxations* sont ou bien temporaires, récidivantes,
ou bien permanentes. Le malade de J.-M. Charcot
offrait un bel exemple de luxation permanente de la
tête du cubitus au poignet, ou inversement « subluxation du corps vers la face antérieure de l'avant-
bras ».

Elle était réductible, mais, comme il arrive souvent,
difficile ou même impossible à maintenir réduite. C'est
dans ces cas qu'une thérapeutique appropriée peut
rendre le plus de services au malade. Les luxations

peuvent apparaître, soit dès le début, soit après la disparition de l'épanchement articulaire. Dans des cas exceptionnels, on a vu (Blasius) l'issue des os luxés à travers la peau. A côté des *luxations*, il faut signaler les attitudes vicieuses qui entraînent les déformations des têtes osseuses. Ainsi dans l'observation de Roth (variété hypertrophique), le coude gauche était fortement fléchi, de 100 degrés. Ses extrémités articulaires étaient fortement épaissies et bosselées. Il y avait deux fistules conduisant sur un séquestre. On note souvent, comme dans l'arthropathie tabétique, une déviation de l'axe des membres malades. Nous n'insisterons pas pour le moment sur les déformations articulaires, dont la description trouvera mieux sa place à l'anatomie pathologique. Contentons-nous de dire qu'elle résulte d'une hypertrophie osseuse, le plus souvent. La région atteinte conserve de ce fait même, en dehors de tout épanchement une tuméfaction généralisée. Mais à ce titre on peut distinguer, suivant Charcot, une *forme atrophique* et une *forme hypertrophique* plus commune. Contrairement à ce qui se passe dans le tabes la forme hypertrophique ne tend pas nécessairement vers l'atrophie. Le type atrophique a été rencontré notamment dans l'observation II, de Karg ; chez le malade en question, les extrémités articulaires de l'humérus, du radius et du cubitus droits manquaient au coude, sur une longueur de 5 à 10 centimètres. Dans le deuxième cas de Nisser (voir l'observ.), la tête de l'humérus était également atrophiée. On trouve de nombreux exemples de la forme hypertrophique. Souvent les deux processus sont associés. Ainsi, on voit signalées dans la pre-

mière observation de Nissen l'atrophie de la tête
humérale, à côté de l'hypertrophie de la cavité articulaire. Il n'est pas fréquent que l'atrophie musculaire
soit superposée à l'arthropathie. Cependant cela se voit.
Ainsi chez le malade de J.-M. Charcot, « les muscles
de l'épaule droite ont subi un degré notable d'atrophie,
et cette atrophie a bien les caractères d'une amyotrophie d'origine spinale ; elle s'accompagne en effet, de
contractions fibrillaires des plus nettes. » Il n'y a pas
là, d'ailleurs, d'étroite corrélation connue entre l'arthropathie d'une part, l'analgésie et les troubles de la
sensibilité thermique d'autre part. Chez le malade
précédent, il existait, en outre, une déformation musculaire périarticulaire qui était probablement le résultat
de l'altération de l'humérus. La masse charnue du biceps
était raccourcie et contournée comme si le tendon du
muscle était devenu trop long, par suite peut-être du
glissement du tendon en dehors et en dedans de la cou-
lisse humérale dite « bicipitale ». Peut-être y avait-il
eu rupture ou arrachement du tendon à son insertion.
Quoi qu'il en soit de l'interprétation, le muscle avait
pris une apparence à la fois athlétique et monstrueuse.

Complication. — L'évolution essentiellement chronique ou passagèrement coupée de poussées aiguës, des
arthropathies syringo-myéliques peut être brusquement
modifiée par l'apparition insolite de la suppuration. La
suppuration est notée dans huit cas au moins (Steudener,
Langhaus, Czeurny, Karg, Roth, Hoffmann, Sokoloff).
Presque toujours il s'agit du poignet, deux fois seulement
sur le coude, une fois sur l'articulation sterno-claviculaire. En présence de cette localisation prédominante, il

est permis d'incriminer une infection dont le point de départ serait les solutions de continuité cutanée, si fréquentes aux extrémités supérieures. Cette pathogénie serait attribuable du moins aux arthropathies secondairement suppurées. Jamais l'examen bactériologique n'a été pratiqué. Néanmoins on distingue (Londe, Perry) une distinction très nette entre les arthropathies suppurées secondairement avec réaction fébrile et les arthropathies suppurées d'emblée sans réaction, comme Karg en cite un exemple. Dans ce cas, le pus mêlé de sang se fit jour spontanément. La pathogénie de cette dernière forme reste entourée de la plus grande obscurité. S'il s'agit d'une infection dont l'origine serait dans le cas de Karg la pustule (trouble trophique cutané), qui a précédé l'arthropathie, il devrait y avoir réaction fébrile et signes inflammatoires locaux.

L'absence de douleur n'a, nous le savons, rien qui doive étonner dans une arthropathie syringomyélique. Par contre, on a incisé une arthropathie à cause d'une élévation de température, sans retirer de l'articulation autre chose qu'une sérosité transparente, sanguinolente (Sokoloff). Le pronostic de ces arthropathies suppurées varie donc considérablement, suivant qu'il s'agit d'une véritable arthropathie suppurée d'emblée, sans réaction, ni locale, ni générale — ou d'une arthropathie avec nécrose (Roth, Sokoloff), car la *nécrose* est une complication de plus à signaler — ou d'une arthropathie compliquée d'arthrite, d'infection évidente pouvant se déterminer par la pyohémie. La première n'a qu'une gravité très relative. La seconde est évidemment plus grave. La troisième est extrêmement grave; il faut remarquer qu'elle ne se développe que dans un état de cachexie assez prononcé. L'arthropathie suppurée simple guérit par l'arthrotomie (Sokoloff). L'arthropathie avec nécrose aboutit à l'établissement de pustule. L'arthropathie avec arthrite infectieuse peut aboutir à la mort.

Pronostic.

Même en dehors de la suppuration, qui est exceptionnelle, l'arthropathie syringomyélique a par elle-même une certaine gravité. Il n'est pas nécessaire d'insister sur l'infirmité qui résulte de la dislocation d'une articulation (Schlotstergelenk). Nous avons vu, d'autre part, qu'il existait des degrés dans l'intensité des lésions, depuis le plus simple craquement jusqu'à la dislocation complète. Il y aurait donc lieu de distinguer ici, comme pour les arthropathies tabétiques (Charcot), une forme bénigne et une forme maligne avec pas mal d'intermédiaires.

CHAPITRE IV

ANATOMIE PATHOLOGIQUE ET PATHOGÉNIE

Ce chapitre comporte deux divisions : 1° Lésions articulaires et périarticulaires ; 2° Lésions de la moelle, des nerfs, etc. La première partie de cette étude, seule, a été faite. Quant aux lésions nerveuses qui tiennent sous leur dépendance l'arthropathie, leur histoire n'est même pas ébauchée pour ce qui est de la syringomyélie. La pathogénie, en un mot, de l'affection appartient au domaine de l'interprétation par hypothèse.

Lésions articulaires et périarticulaires. — Elles ont été étudiées non seulement à l'autopsie des malades, mais encore et surtout au cours des arthrotomies ou des résections entreprises dans le but d'améliorer l'état d'une articulation malade, impossible à traiter par de simples moyens orthopédiques. La première arthrotomie, opération indiquée dans l'arthropathie suppurée, a été faite par Steudener. Mais dans les cas de suppuration on peut admettre que l'aspect de la jointure a été modifié par la présence de pus et les phénomènes inflammatoires. Ce sont les résections, pour l'arthropathie simplement trophique, qui sont le plus favorables à l'étude. La première a été faite par Blasins ; viennent ensuite les opé-

rations de Czerny, Sokoloff, Gangolphe, etc. Ces opérations nous renseignent surtout sur les lésions des
articulations du coude, du tarse etc., ce sont des altérations hypertrophiques en général ; celles-ci, d'après
Graf, sont en effet plus fréquentes au coude et au
poignet ; la variété atrophique se rencontre surtout à
l'épaule. A l'épaule, la tête humérale d'une part, la cavité glénoïde d'autre part, peuvent être tantôt épaissies,
tantôt détruites. La coïncidence des processus hypertrophique et atrophique peut exister non seulement
dans la même arttculation, mais sur le même os.

Dans la variété hypertrophique on constate non
seulement une prolifération osseuse (ostéophyte), mais
aussi une néoformation du tissu conjonctif qui rem-
plit quelquefois la cavité articulaire. Des fragments
détachés des extrémités osseuses flottent souvent,
nombreux, libres ou fixés par un pédicule conjonctif. Sur l'os lui-même, on trouve un épaississement de
la substance compacte (Nissen). Les cartilages sont
détruits ou il n'en reste que la périphérie. La synoviale
distendue présente une couronne de villosités hypertrophiées. La capsule est épaissie et par place ossifiée.
Sokoloff pense que les productions osseuses extra-
capsulaires distinguent les arthropathies tabétiques et
syringomyéliques de l'arthrite déformante ; le relâchement des ligaments, la dégénérescence graisseuse des
muscles voisins appartiennent aussi aux arthropathies
neuropatiques. Quant aux productions osseuses extra-
articulaires, il est difficile de leur signaler un siège
précis, soit dans les aponévroses, soit dans les tendons,
soit dans les muscles, soit dans le tissu cellulaire

sous-cutané. On ne possède pas l'examen microscopique, ni l'examen chimique.

A ce chapitre nous ajoutons les discussions suivantes, faites par M. Gangolphe au sujet de notre malade (obs. I) :

« Après vous avoir soumis en détail l'observation clinique et anatomo-pathologique si intéressante de ce malade, nous devons nous poser les questions suivantes :

1° S'agit-il d'une ostéo-arthropathie d'origine nerveuse ?

2° Cette ostéo-arthropathie est-elle due au tabes ou à la syringomyélie ?

3° Quelle signification faut-il donner dans ce cas à la constatation *histologique* d'élément tuberculeux au voisinage des lésions ?

A. — Je puis affirmer que la syphilis ne doit pas être mise directement en cause. Alors que je me livrais à mes recherches sur l'ostéomyélite gommeuse, je n'ai jamais eu l'occasion de voir des lésions des os courts, de la main ou du pied ; bien plus, la bibliographie ne m'en a fourni aucun exemple. Si l'on voulait admettre que ce ne sont pas là des arguments suffisants, je pourrais répondre que l'ostéo-syphilose peut produire la disparition par destruction d'extrémités osseuses, mais les vestiges, si petits seraient-ils, persistent et permettent la reconstitution par la pensée de la forme totale de l'os ; ici, il y a résorption : ce n'est pas le tiers ou le quart, ou le cinquième du scaphoïde ou du cuboïde qui persiste, le reste ayant été détruit; ici nous trouvons un scaphoïde, un cuboïde réduits par résorp-

tion trophique à un noyau osseux plus ou moins in-
forme.

Dans la syphilis osseuse on n'a jamais noté l'extension d'un processus destructif à un aussi haut degré et
à autant de pièces osseuses distinctes ; dans la syphilis
on ne voit pas de luxations pathologiques, mais des
fractures dites spontanées; dans la syphilis enfin, à coté
des ruines des destructions du squelette on trouve le
syphilome, la gomme accomplissant son œuvre, en
pleine évolution. Ici, rien de semblable ; le calca-
néum, l'astragale, les vestiges du médio-tarse, les métatarsiens ne présentent aucune trace. Si la syphilis
est intervenue chez notre malade, c'est indirectement,
en produisant une affection de la moelle.

B. — A-t-on affaire à la tuberculose ? Nous ne le
croyons pas. Quel chirurgien a vu évoluer ainsi une
tuberculose du pied ? Pour ma part, je puis affirmer que
la tuberculose du pied n'a jamais paru affecter une telle
allure. Je sais bien qu'en certaines régions, à l'épaule
surtout au poignet, à la hanche exceptionnellement, la
tuberculose peut être *destructive*, tout en restant *sèche*.
Mais dans les formes les plus caractérisées de *carie
sèche*, on trouve toujours en un point ou deux des
traces macroscopiques de la nature tuberculeuse de
l'affection : sous forme de fongosités plus ou moins
scléreuses ou scléro-caséeuses, de petits sequestres en
grelot. On n'a jamais signalé la carie sèche au médio-
tarse. Dans la tuberculose, les os peuvent disparaître
par *destruction*, mais non par résorption, la destruc=
tion est due à un processus qu'on peut surprendre en
voie d'évolution, elle s'accompagne de suppuration,

de sequestres, tout au moins des masses fongueuses caséeuses. Faut-il parler d'indolence presque complète de la lésion notée chez notre malade, pour l'opposer aux douleurs certainement très vives que présentent les ostéo-arthropathies bacillaires ? Nous n'insisterons pas : cliniquement, comme au point de vue *anatomique macroscopique*, rien ne rappelle la tuberculose.

Les lésions précitées nous offrent un exemple frappant des altérations ostéo-articulaires liées aux affections de la moelle. Le médio-tarse est atteint, a disparu en partie, ses vestiges sont subluxés, le tarse postérieur, les métatarsiens, l'avant-pied, sont indemnes. Les extrémités proximales des métatarsiens sont venus au contact de l'arrière-pied, réalisant en clinique la forme de *pied en patin* consécutive à la tarsectomie antérieure totale. L'atrophie, la disparition des pièces osseuses, le déplacement, la subluxation des portions restantes, sans qu'il y ait eu élimination par nécrose, sans suppuration, sont typiques. Nulle part il n'y a trace de fongosités, de séquestres, de lésions osseuses, les surfaces articulaires constituent cette néarthrose pathologique, sont entourées d'une gaine fibreuse, sorte de capsule adventice. On croirait, je le répète, se trouver en présence d'un pied ayant été l'objet d'une opération conservatrice.

Cette ostéo-arthropathie est-elle due au tabes ou à la syringomyélie ? Nous ne voudrions pas tenter une distinction anatomo-pathologique entre ces deux variétés de lésions. Nous croyons, avec Chipault, qu'en l'état actuel les documents sont encore insuffisants pour trancher cette question. Toutefois, faisons remarquer

que notre sujet atteint de syringomyélie fait exception
à la règle générale, d'après laquelle les ostéo-arthropathies d'origine syringomyélique sont beaucoup plus
fréquentes aux membres supérieurs.

Quelle signification faut-il donner à la constatation
histologique d'éléments tuberculeux? Tout d'abord
nous aurions mis en doute la réalité de telle lésion,
même histologique, si leur existence n'était établie
sûrement par le contrôle autorisé de MM. R. Tripier et
Paviot. Il serait absolument illogique de faire jouer un
rôle pathologique à cet élément tuberculeux dans la
production de désordres aussi considérables. Nous
ne répéterons pas ici l'argumentation présentée plus
haut. Pour la tuberculose, c'est un accident ou une
complication et non la lésion initiale. L'ostéo-arthropathie nerveuse, en créant le *locus minoris resistentiæ*,
a dû constituer un foyer favorable à la localisation de la
tuberculose. Si nous avions attendu quelques jours,
nous aurions peut-être assisté à l'évolution et au développement d'une lésion complexe, d'une tumeur blan-
che développée dans une néarthrose pathologique,
cette interprétation, évidemment discutable, trouve
un appui formel dans l'existence de la suppuration qui
complique fréquemment les ostéo-arthropathies nerveuses. Pourquoi refusera-t-on à la lésion de la tuberculose la possibilité de se comporter comme le font
d'autres infections, le staphylocoque par exemple?
Telle est à notre avis, l'explication la plus plausible
qu'on puisse donner à ce fait.

Pathogénie. — Les ostéo-artropathies syringomyéliques dépendent-elles d'une lésion médullaire? et de
laquelle? Telles sont les questions que nous devons
nous poser, sinon résoudre dans ce chapitre. La réponse
à la première question ne nous paraît pas douteuse :
c'est bien la lésion médullaire qui entraîne l'ostéo-
arthropathie. Ne voyons-nous pas celle-ci affecter une
localisation correspondant à la syringomyélie? Les
arthropathies des membres supérieurs sont de beaucoup les plus fréquentes, parce que la lésion siège de
préférence à la partie supérieure de la moelle. D'autre part, elles sont si rarement symétriques parce que
le giôme est généralement asymétrique dans son développement. Doit-on faire entrer en ligne de compte ici
les névrites périphériques? Rien ne le fait supposer. Si
l'on a décrit des névrites périphériques dans l'arthropathie tabétique (Pitre et Vaillard, Déjerine), on a décrit
aussi des cas sans névrite périférique (Reboul). La symétrie fréquente des arthropathies tabétiques, leurs déve-
loppements soudains et rapides plaident en faveur de
leur origine médullaire. Dès le commencement de leur
histoire, c'est dans la moelle qu'on a cherché la lésion
causale. Mais on ignore encore quelle est la lésion
médullaire de l'arthropathie. Tout ce qu'on peut faire
pour le moment, c'est de chercher le rapport qu'il y a
entre la lésion médullaire inconnue et les troubles trophiques articulaires. Ces derniers se produisent sans
doute dans des conditions analogues à celles qui accom-
pagnent la production des troubles trophiques cutanés.
Ces conditions sont l'analgésie et la thermo-anesthésie.
Pour ce qui est de l'analgésie profonde articulaire,

nous avons vu qu'elle a coïncidé avec l'arthropathie toutes les fois qu'on a pu la constater dans une opération. D'autre part, nous avons vu la thermo-anesthésie cutanée être superposée à l'artrhopathie (J.-M. Charcot, J.-B. Charcot). Malheureusement toutes les observations ne sont pas claires sur ce point particulier.

Dans une observation de Graf, où cette thermo-anesthésie n'existait certainement pas, il y avait cependant des troubles subjectifs de la sensibilité de la température (sensations de chaleur). M. Marinesco établit une étroite relation entre les troubles trophiques d'une part, les troubles de la sensibilité à la douleur et à la température d'autre part. Il n'est pas besoin de faire intervenir ici l'existence hypothétique du centre ni des nerfs trophiques. Charcot rejetait cette hypothèse. M. Brissaud émettait dernièrement la même opinion dans une de ses leçons à la Salpêtrière.

CHAPITRE V

DIAGNOSTIC

On peut avoir à faire le diagnostic de l'arthropathie
syringomyélique dans deux conditious très différentes,
suivant qu'il s'agit d'une syringomyélie confirmée ou
d'une affection non déterminée encore. Dans ce dernier cas, c'est l'étude de l'arthropathie qui per-
mettra parfois de reconnaître la syringomyélie elle-
même. Chez un sujet reconnu syringomyélique, on ne
confondra guère l'arthropathie qu'avec une arthrite
déformante ou avec une lésion articulaire purement
traumatique. L'*arthrite déformante* n'a ni le début
brusque, ni l'évolution rapide, ni l'apparence disло-
quante de l'arthropathie. Elle est plus souvent douloureuse, il n'y a jamais d'épanchement notable. Si l'arthropathie syringomyélique eût été connue plus tôt, on
eût abrégé sans doute les discussions (Virchow, Sir
J. Paget) qui se sont longtemps opposées à l'établissement de la maladie de Charcot. Il pourra être difficile de se prononcer d'emblée sur la nature d'une
lésion articulaire (luxation par exemple) consécutive à
un traumatisme chez un syringomyélique. S'il est reconnu que le traumatisme a été grave, ce qui serait le

premier point à éclaircir, l'indolence ne sera pas un signe suffisant. Il faudra tenir compte de l'absence de phénomènes inflammatoires et surtout de l'évolution, grand épanchement, production d'ostéophyte, récidive, etc. D'ailleurs, il est permis d'admettre que, dans certains cas, une articulation traumatisée ne devient arthropathie que secondairement. Nous passons au second point du diagnostic. Une arthropathie syringomyélique précoce ne peut guère être confondue qu'avec une arthropathie tabétique. Pourtant, puisqu'on a pu prendre pour des lépreux des syringomyéliques avec arthropathie, nous dirons un mot du diagnostic.

Diagnostic avec la lèpre. — Nous avons vu dans l'historique plusieurs cas d'arthropathie syringomyélique mis sur le compte de la lèpre du vivant du malade. Il est vrai que ces observations appartiennent à une époque où la syringomyélie était peu ou pas connue.

Les signes à invoquer en *faveur de la syringomyélie* sont, d'après Marestang[1] : « la dissociation des troubles sensitifs, dits syringomyéliques ; l'intégrité des muscles superficiels de la face ; l'absence de tache sur la peau ; l'intégrité du système pileux, les déviations de la colonne vertébrale ». Sont au contraire en faveur de la lèpre, pour le même auteur, les signes suivants : l'abolition de la sensibilité tactile ; l'atrophie et la parésie des muscles superficiels de la face ; l'épaississement des nerfs avec renflement nodulaire, la présence

---

[1] Marestang, Diagnostic différentiel de la lèpre anesthésique et de la syringomiélie (*Revue de médecine,* 1891, p. 781).

de taches sur le corps, surtout si celles-ci sont insensibles ; la résorption spontanée des phalanges, les altérations excessives des ongles, la chute complète ou partielle des poils, la présence du bacille de Hansen dans les parcelles des tissus ulcérés. La résorption spontanée des phalanges, qui s'accompagne quelquefois d'amincissement de la peau, mais jamais d'inflammation ni d'œdème, peut envahir les métacarpiens et métatarsiens et amener le raccourcissement et l'amaigrissement des mains et des pieds. En somme, il n'y a rien là de semblable à ce que nous avons observé dans la syringomyélie. Jamais les lésions articulaires de la lèpre ne remontent au-dessus des articulations radio-carpiennes ou tibio-tarsiennes, qu'elle n'atteint qu'exceptionnellement. La dissociation de la sensibilité est exceptionnelle dans la lèpre, et. quand elle existe, les limites de son territoire au lieu d'être nettes et droites sont beaucoup plus découpées. Enfin les taches achromatiques n'appartiennent qu'à la lèpre. Par contre, la scoliose est un signe de la syringomyélie. Il n'était peut-être pas inutile d'insister, puisqu'on a voulu assimiler la syringomyélie à la lèpre. Bien plus on vient de prouver anatomiquement la coïncidence de la syringomyélie et de la lèpre. Quelles que soient les conclusions qui sortiront du débat, quoique nous sachions déjà que la syringomyélie puisse être l'aboutissant de maladies différentes, il n'est pas sans intérêt de constater qu'il n'y a pas dans la lèpre d'arthropathie telle que celle de l'épaule, du coude par exemple. Ces arthropathies seraient donc un moyen de diagnostic clinique de la syringomyélie par gliose spinale. Le diagnostic peut rester hésitant entre une *arthropathie tabétique* et une arthropathie syringomyélique. Nous n'en voulons pour preuve que le cas de J.-M. Charcot. Les arthropathies, chez le sujet en question, présentaient les allures classiques de l'arthropathie tabétique. Depuis sept ans il avait des douleurs à caractères fulgurants ; il avait eu au début de l'hyperesthésie plantaire. Le seul caractère un peu particulier des douleurs fulgurantes avait été leur localisation au voisinage de jointures. Mais la rapidité de leur invasion, l'hyperesthésie cutanée qui les accompagnait, ajoute M. Charcot, leur violence, leur apparition sous forme de crises, la description qu'en avait tracée le malade, répondaient bien au type classique des douleurs fulgurantes du *tabes dorsalis*. Il est vrai qu'il y avait eu des bulles sur les mains, mais à la rigueur ces derniers symptômes n'excluaient pas le tabes. Enfin, on découvrit l'atrophie musculaire et la dissociation de la sensibilité. Il faut savoir que la valeur de ce symptôme n'est pas absolue. Voici ce qu'en dit M. Raymond[1] : «... On retrouve la dissociation dans beaucoup d'autres maladies, l'hystérie (Charcot), la névrite alcoolique (Lanceraux), la névrite traumatique (J.-B. Charcot), l'ataxie locomotrice (Parmentier), enfin, je l'ai vue une fois, mais de la façon la plus nette, chez un malade atteint de tumeur extra-médullaire. » On la rencontre aussi dans la méningomyélite syphilitique. Ce qui permit dans le cas de M. Charcot de faire le diagnostic, c'est l'ensemble des signes positifs

---

[1] Contribution à l'étude des tumeurs névrogliques de la moelle épinière *(Archives de neurologie,* p. 125, n° 78).

précédents et l'absence de tout phénomène tabétique
autre que les douleurs fulgurantes. Mais, comme nous
l'avons déjà relaté, ces douleurs ont été signalées dans
la syringomyélie. Brühl les a notées 7 fois sur 36 cas.
Elles n'en éveillent pas moins l'hypothèse possible du
tabes. Aussi faut-il chercher s'il est possible de distinguer l'arthropathie syringomyélique par les caractères
propres à chacune de ces arthropathies. Voyons donc
en quoi elles diffèrent et en quoi elles se ressemblent.

Les arthropathies syringomyéliques se séparent
surtout des arthropathies tabétiques par leur siège.
Nous rappellerons que, d'après la statistique de Barré
qui porte sur 56 cas de *tabes dorsalis* :

Le genou a été pris	33 fois
La hanche —	15 —
Les articulations du pied . .	11 —
L'épaule	10 —
Le coude	8 —
Les articulations de la main .	1 —

Il est donc évident que le tabes atteint de préférence
les articulations du membre inférieur, tandis que la
syringomyélie a une prédilection plus marquée encore
pour les *articulations du membre supérieur*. Si l'on
ajoute à ce caractère la tendance à la symétrie de la
première maladie la tendance à l'*unilatéralité* de la
seconde, nous en aurons fini avec les signes les plus
distinctifs, peut-être les seuls qui séparent les arthropathies syringomyéliques et tabétiques. A propos du
siège, nous ajouterons cependant que la généralisation
des arthropathies ne s'est rencontrée jusqu'à présent

que chez des tabétiques. Ainsi, chez tels malades, on
a vu les associations suivantes : dans un cas, les articulations temporo-maxillaire, épaule, hanche, genou,
les os iliaque et péroné étaient pris ; dans un autre
cas, les deux fémurs, les avant-bras, la colonne vertébrale, l'omoplate. Dirons-nous, avec Sokoloff,
que c'est à l'arthropathie tabétique qu'appartiennent
les gros épanchements, l'évolution chronique ? La
revue critique que nous avons exposée dans notre
thèse, d'après MM. Londe et Perrey, nous interdit
d'attribuer exclusivement ces particularités à l'arthropathie tabétique. Bien au contraire, nous sommes
frappé, avec Graf, des ressemblances profondes qui
permettaient en quelque sorte d'attribuer à la syringomyélie le tableau de la maladie de Charcot. Dans l'arthropathie tabétique, on a précisément insisté sur la
même indolence, les mêmes désordres articulaires ;
l'arthropathie tabétique, elle aussi, est désignée du
nom de « Schlottergelenk ». Même dans les excep-
tions, nous trouvons des ressemblances.

Ainsi, sur 54 cas d'arthropathie tabétique, dit
M. Quénu [1], 20 étaient douloureux et 34 indolents. La
suppuration aussi a été notée dans le tabes. M. Charcot, dès l'année 1875, le 28 mai, disait à la Société anatomique qu'il connaissait 3 cas de suppuration sur
3o observations, à propos des cas de Bourceret.

Dans le tabes, la suppuration se manifeste avec les
mêmes symptômes singuliers, avec ou sans élévation
de la température. La malade de Bourceret semble

---

[1] *Traité de chirurgie*, t. III, art. arthropathies.

être morte de pyoémie. Le genou, du côté de la hanche arthropathique, avait suppuré comme la hanche.

Ainsi, en admettant que l'arthropathie syringomyélique soit plus exposée à la suppuration, probablement en raison des troubles trophiques cutanés, ce n'est qu'une nuance.

Les troubles trophiques cutanés localisés au niveau de l'arthropathie syringomyélique débutent plus souvent soudainement, plus rarement graduellement. Le traumatisme y est moins souvent noté (9 fois sur 88 cas, Comité de Londres). Enfin, au point de vue de l'anatomie pathologique, les processus hypertrophique et atrophique, l'association des deux processus (Balinski) sur le même os, appartiennent à l'une et à l'autre arthropathie. Ainsi, pour conclure, le meilleur signe qui permettrait de les distinguer, celui qui, par exemple, a eu le plus d'importance dans le cas de J.-M. Charcot, serait la dissociation localisée de la sensibilité. Encore, ce n'est pas là un symptôme ressortissant à l'arthrophie elle-même. Il n'y a pas en réalité de caractère arthropathique distinctif. Aussi le diagnostic, comme presque toujours, doit-il s'appuyer sur une analyse minutieuse de l'ensemble des symptômes présentés par le malade. Si l'on cherchait à se baser sur l'aspect de l'arthropathie seulement, on s'exposerait à l'erreur.

CHAPITRE VI

TRAITEMENT

Les arthropathies trophiques pures n'exigent du
reste, dans l'immense majorité des cas, qu'un traitement non sanglant; les palliatifs médicaux sont seuls de
mise dans les arthropathies de cause cérébrale, dans
les arthropathies rhumatoïdes ou hydarthrosiques de
cause médullaire. Dans les arthropathies ankylosant par
traumatisme des nerfs, le massage, les mouvements articulaires longtemps répétés seront nécessaires ; dans ces
cas la marche et l'importance de l'amélioration à espérer
dépendent uniquement de la patience du blessé. Dans
les arthropathies *tabétiques* ou *syringomyéliques*,
c'est à peu près tout le contraire. Il faut que le malade
apprenne à craindre une lésion dont il se soucie peu,
n'en souffrant pas, et qui l'expose sans cesse à de faux
mouvements, à des fractures parcellaires, à des luxations : un appareil orthopédique obviera en partie à ces
perpétuels dangers. Ce qui est autorisé le plus souvent,
ce sont les interventions destinées à évacuer les produits morbides qui distendent l'articulation malade.
D'ordinaire, c'est du liquide, formé plus ou moins rapidement. Lorsqu'il est en quantité considérable, faisant
souffrir le malade par cette quantité même, la ponction,

au besoin suivie d'un lavage articulaire antiseptique,
est tout indiquée. En cas de récidive, on peut la répéter ou, si le liquide se reproduit sans cesse, la rempla-
cer par une arthrotomie discrète, qui permet, par cau-
térisation ou tamponnement, de modifier la surface
synoviale et de supprimer les fragments osseux mobiles qui l'irritent et exposent l'articulation à de faux
mouvements perpétuels. Dans quelques cas, on serait
autorisé à joindre à l'arthrotomie évacuatrice une
arthrodèse immobilisatrice. L'intervention n'en serait
guère aggravée et pourrait ainsi grandement faciliter
l'orthopédie post-opératoire. Sokoloff a très utilement
employé ce mode opératoire chez un syringomyélique,
en saturant la tête humérale à l'acromion. Peut-on aller
plus loin et demander le résultat orthopédique, non
plus à un appareil ou à une arthrodèse, mais aux extrémités ostéo-articulaires elles-mêmes ? Dans une ostéo-
arthropathie syringomiélique hypertrophique du coude,
Sokoloff a obtenu par « arthroplastie », un résultat
réellement assez satisfaisant, et l'amplitude des mouvements de l'articulation augmenta très notablement
après l'opération. Plus souvent, on a tenté, dans les
cas de ce genre, la résection simple, destinée à obtenir
une ankylose en bonne position. Roster et Schlange
l'ont obtenue chacun sur une hanche et sur une tibio-
tarsienne tabétiques ; Müller et Kirmisson y ont également réussi, quoique provisoirement, sur des genoux
tabétiques. Mais, si l'arthropathie évolue suivant le
type atrophique, la résection ne donne (Chipault) que
des résultats nuls ou passagers : nuls si la résection ne
peut dépasser la zone d'atrophie osseuse ; passagère si

elle la dépasse, car le processus d'origine médullaire détruit les surfaces osseuses mises en contact après avoir détruit les surfaces articulaires. Sokoloff, chez un syringomyélique dont il réséqua le coude atteint de lésions destructives énormes, note que « six mois plus tard, l'articulation était à peu près aussi mobile et impotente qu'avant » ; Czerny, chez un ataxique dont la tête humérale était presque complètement détruite, eut un résultat nul ; Schlange, sur un genou et sur un pied tabétique, M. Jeannel dans une observation de genou tabétique, ne purent obtenir l'ankylose déviée. En somme, l'orthopédie osseuse ne paraît devoir jouer dans la thérapeutique chirurgicale des ostéo-arthropathies trophiques qu'un rôle exceptionnel, et qui le deviendrait plus encore s'il était prouvé que les arthropathies primitivement hypertrophiques, se transforment tôt ou tard en arthropathies atrophiques.

L'amputation peut-elle quelquefois s'imposer en l'impossibilité de toute orthopédie par appareil ou par opération ? peut-être, mais seulement si l'ostéo-arthropathie siège au membre inférieur, retient seule et invinciblement le malade au lit ; il en était ainsi dans le cas de M. Nélaton, qui amputa la cuisse pour une arthropathie tabétique du genou ; c'est dans un cas analogue que M. Gangolphe a fait la désarticulation tibio-tarsienne, que nous citons d'ailleurs dans nos observations. Il semble donc bien que si, théoriquement, amputer un membre pour une arthropathie médullaire simple soit une énormité, il faille, en pratique, savoir parfois s'y résoudre. Les interventions sanglantes sont d'apparence beaucoup plus souvent logique dans les arthropathies

infectieuses, et, du reste, beaucoup plus souvent indiquées que dans les ostéo-arthropathies simples lorsqu'on se trouve en présence d'une arthropathie compliquée d'infection, qu'il s'agisse de l'espèce désignée
par M. Chipault sous le nom d'arthropathie tropho-
suppurée aiguë, ou de celle que cet auteur appelle arthropathie tropho-suppurée nécrotique. Dans l'arthropathie tropho-suppurée aiguë, suivant Chipault, la nécessité constante de l'intervention ne peut même être
mise en doute ; l'hésitation ne peut porter que sur le
mode opératoire à suivre. On n'oubliera pas, du reste,
que des bourses séreuses suppurées peuvent envelop-
per une arthropathie elle-même non suppurée, témoin
le fait déjà cité de Sokoloff : ce chirurgien avait vu, en
même temps que des symptômes généraux graves, une
arthropathie du coude, avec gonflement, craquement
et sans douleurs. En même temps survenait à la face
postérieure de l'avant-bras une collection qui, incisée,
donna issue à du liquide fibrino-purulent. Les symptômes généraux ne s'amendant pas, Sokoloff fit l'arthrotomie ; il n'y avait pas de pus, mais un liquide sanguinolent et visqueux. Le résultat fonctionnel fut, du reste,
assez satisfaisant, et le malade sortit de l'hôpital avec
une bonne articulation mobile. En somme, la détermi-
nation opératoire peut être fort délicate dans les arthropathies trophiques suppurées ; elle l'est peut-être
moins dans les arthropathies tropho-nécrotiques. En
effet, si celle-ci siège sur une grande articulation,
comme dans le cas de Blacius, où, chez un syringomyélique, l'extrémité inférieure de l'humérus s'était
luxée à travers la peau, puis nécrosée ; la résection de

toutes les parties osseuses malades s'impose : l'étendue des lésions osseuses et la gravité des accidents infectieux peuvent même parfois conduire à faire l'amputation, soit secondairement à la résection, soit d'emblée, comme chez un malade de Czerny, qui, syringomyélique avancé, avait, à la suite de l'ouverture de l'articulation radio-cubito-carpienne par un abcès périarticulaire, fait une nécrose de l'extrémité inférieure du cubitus avec décolement par le pus des muscles de la main et de l'avant-bras, et phénomènes septiques des plus graves. Au niveau des petites articulations, où les arthropathies tropho-nécrotiques sont beaucoup plus fréquentes, l'intervention habituelle doit avoir également pour but d'enlever les parties osseuses nécrosées; mais là, d'ordinaire, suffit un traitement très simple : le curage de l'articulation malade, avec un pansement aseptique, plutôt qu'antiseptique, à cause de la susceptibilité trophique du membre. Si ce moyen, joint à une immobilisation prolongée, ne réussit pas, et ceci, d'ordinaire, à cause de la sclérose du tissu cellulaire et de la peau péri-articulaire, on aura le droit de tenter l'exérèse du foyer tropho-infectieux : amputation dans la continuité du métatarsien, comme chez un des malades de M. Chipault, dont un mal perforant avait ouvert et nécrosé la première articulation métatarso-phalangienne ; amputation sous-astragalienne, comme chez un autre, où des ulcérations trophiques avaient mis à nu et nécrosé une partie du métatarse.

Il nous reste à chercher si le terrain modifié par la lésion nerveuse médullaire ou névrotique offre des avantages ou des dangers particuliers. Il offre, presque toujours, un avantage réel : les tissus dystrophiés sont en même temps analgésiques, et l'opération peut se faire sans chloroforme ; parmi les opérateurs, Czerny, Sokoloff et Nissen sont cependant les seuls à en avoir profité. L'analgésie profonde explique également qu'on puisse, sans anesthésique, inciser et cureter les panaris des syringomyéliques. On ne devra pas oublier, du reste, que l'analgésie n'existe pas dans toutes les arthropathies trophiques : circonstance fâcheuse, car alors les tissus sont à peine sensibles à l'action de la cocaïne ou de l'éther, et l'on devra recourir, dès qu'il s'agira d'entreprendre une opération un peu étendue, aux anesthésiques généraux.

OBSERVATIONS

OBSERVATION I

(Due à l'obligeance de M. Gangolphe, chirurgien-major.)

Ostéo-arthropathie du pied droit. Trouble
de la sensibilité. Opération. Douleurs gastriques.

F... Louis, quarante ans, tapissier. Parents morts âgés. Bronchite en 1881, ayant duré trois mois ; pas d'hématopsie.

Alcoolisme (5 litres de vin, une ou deux absinthes par jour et cela pendant onze ou douze ans). Pas de symptômes alccooliques ; pas de tremblement des mains, pas de caüchemars. Syphilis douteuse : on ne trouve aucune trace suspecte à ce sujet sur son corps, mais il aurait eu un chancre autrefois.

Séjour de cinq ans au Tonkin (mars 1883, février 1888), a fait campagne pendant tout ce temps. Blessures de balles à l'avant-bras droit, à la jambe et aux doigts. Il insiste sur les fatigues et intempéries auxquelles il fut alors soumis ; il couchait dehors le plus souvent. Avant son départ pour le Tonkin et à son retour, il séjourna en Algérie. Jamais il n'a eu de paludisme.

En janvier dernier, il eut de l'œdème des jambes, qu'on aurait qualifié d'éléphantiasis, mais il s'agissait bien plutôt, croyons-nous, des troubles trophiques liés à son affection médullaire, méconnue à cette époque.

En avril 1898, à la suite de la chute d'un piano sur le pied droit, il eut une blessure au troisième orteil, qui se tuméfia, devint rouge et douloureux. Puis apparut une plaie qui mit cinq à six mois pour se cicatriser ; le malade continuait son travail. Trois mois après, son pied se tuméfiait, surtout sur la partie dorsale, la peau était rouge et le pied douloureux même au repos.

Le malade insiste sur ce fait que, au moment où débuta la tuméfaction du pied, il commença à souffrir de douleurs gastriques. Ces douleurs survenaient par crises, souvent au moment des repas, mais aussi d'une façon irrégulière par rapport à l'ingestion des aliments. Il éprouvait alors une sensation de serrement et de déchirure dans la région épigastrique. Ces douleurs étaient bientôt suivies de vomissements, souvent très acides, jamais d'hématémèse.

Les vomissements ne soulageaient pas le malade ; ils étaient aqueux, rarement alimentaires.

Dans l'intervalle des crises, la douleur persistait, mais moins pénible,

Le malade finit par ne s'alimenter qu'avec du lait et des œufs crus. Ce n'est que depuis le 20 juin que ces crises ont disparu. Elles apparaissaient brusquement et duraient huit jours ; une fois elles durèrent vingt jours. En même temps le malade ressentait des douleurs lancinantes et fulgurantes dans les membres inférieurs, rappelant les douleurs du tabes.

Le pied droit est déformé, raccourci, rappelant le pied-bot tabétique ; il est augmenté de volume, ce qui est dû à la fois à l'hypertrophie osseuse et à l'œdème des parties molles.

La radiographie a montré les caractères d'une ostéo-
-arthropathie nerveuse (fig 1), tels qu'on les connaît dans
les cas semblables.

La voûte plantaire est affaissée, on y voit un durillon,
douloureux à la pression, vers la partie moyenne, près du
bord externe.

Il n'y a pas de douleurs actuellement au niveau du pied,
seulement quelques fourmillements.

Pas de signe de Romberg. Réflexe rotulien : normal à
droite, ou peu exagéré à gauche.

Les troubles de la sensibilité sont très nets ; ils sont
limités aux membres inférieurs, et s'arrêtent au niveau
d'une ligne circulaire passant immédiatement au-dessous
du genou. Il y a conservation de la sensibilité au contact,
diminution et perversion de la sensibilité à la piqûre ; celle-ci est sentie comme une brûlure, enfin le malade sent
mal le froid.

Pas d'inégalité pupillaire, pas de myosis, pas de signe
d'Argyll. Papille un peu floue, avec congestion des vaisseaux ; pas d'attaques apoplectiformes, le malade dit avoir
quelques vertiges.

Légère scoliose à convexité gauche dans la région dorsale moyenne.

Urine : 2 litres en vingt-quatre heures, ni sucre, ni
albumine.

Actuellement (juin 1900), *le pied droit* aurait été antérieurement le siège de plusieurs petits accidents : entorses
légères, brûlures sur la face dorsale, produites par
de l'eau forte ; une piqûre profonde à la face plantaire, due à un clou de tapissier. Il y a deux ans, le
malade aurait reçu sur le troisième orteil droit le
poids d'un piano ; il en résulta une blessure légère, qui
guérit après quelques pansements antiseptiques, appliqués

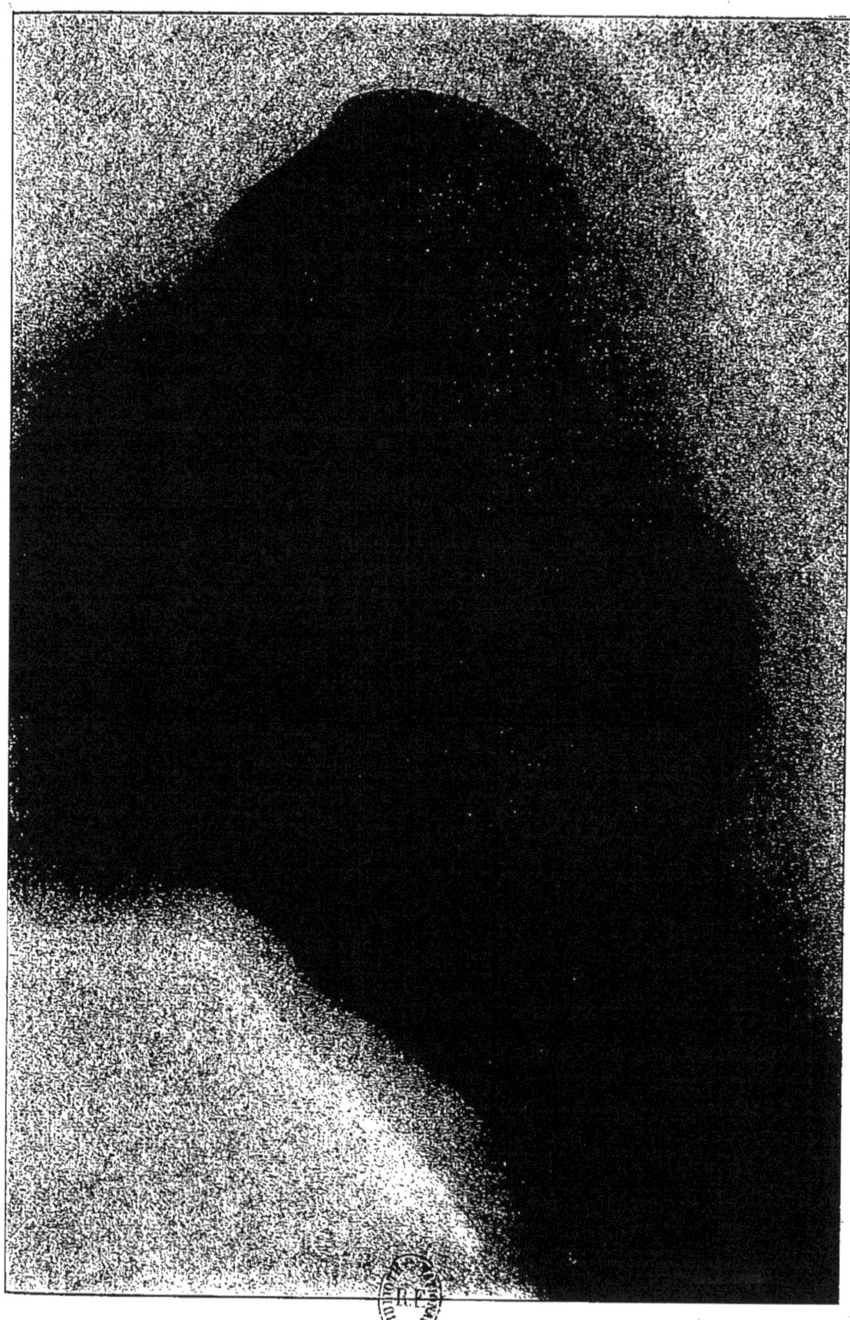

Fig. 1. — Observation I.

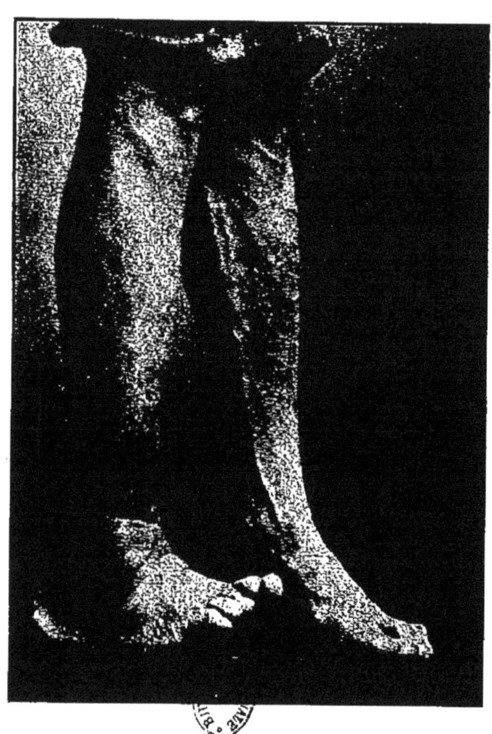

Fig. 2. — Observation I.

par M. le D⠀ Imbert. Au cours de l'interrogatoire, le malade revient constamment à cette idée que ce traumatisme a été le point de départ de la maladie ; et pourtant le pied ne fut pas atteint mais seulement le troisième orteil.

Au mois de janvier 1900, le malade aurait eu une grippe à forme grave, bronchite, expectoration abondante, insomnies, vomissements, anorexie complète. A ce moment la tuméfaction du pied a paru aller grandissant. Depuis un certain temps elle serait stationnaire.

Au moment de son entrée, on constate l'état suivant : le pied et la jambe du côté droit sont tuméfiés comme éléphantiasiques. L'œdème est violacé et assez dur aux environs du cou-de-pied et sur le pied.

La forme de celui-ci est singulière : diminué de plusieurs centimètres dans son diamètre antéro-postérieur, élargi dans le sens transversal, il a perdu toute concavité plantaire et rappelle absolument la forme en patin, caractéristique (fig. 2) des pieds ayant subi la tarsectomie antérieure totale, c'est-à-dire l'ablation des scaphoïdes, cuboïdes et trois cunéiformes. La palpation ne réveille aucune douleur en aucun point, nulle part il n'y a trace de fongosités ou d'abcès.

On détermine très bien les malléoles, mais le scaphoïde et le cuboïde sont difficiles à palper, le cuboïde paraît déplacé, luxé du côté de la face plantaire. Les mouvements de la tibio-tarsienne sont intacts, la sous-astragalienne aussi. Quant aux mouvements de la médio-tarsienne, ils paraissent abolis. Les mouvements actifs des orteils sont impossibles. Le malade peut encore marcher, mais à la condition d'appuyer uniquement le talon sur le sol et de se servir d'une canne. La sensibilité est très légèrement émoussée, mais il faut tenir compte de l'œdème. Réflexe rotuliens normaux.

Les ganglions de l'aine correspondants paraissent un peu augmentés de volume.

M. Gangolphe diagnostique une lésion d'ordre nerveux et, considérant l'intégrité de la région talonnière, propose au malade qui l'accepte, la désarticulation tibiotarsienne par la méthode d'Ollier.

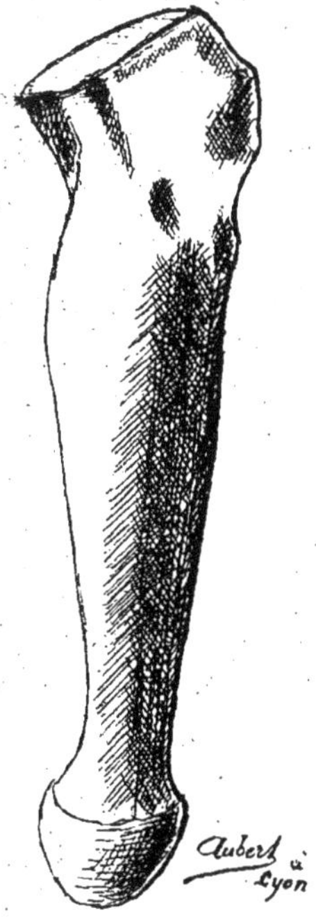

Fig. 3.

Opération le 15 octobre 1900, anesthésie à l'éther, tracé de l'incision analogue au Syme, puis ouverture de la tibio-tarsienne, ténotomie du tendon d'Achille, décortication sous-périostée et résection des malléoles et du plateau tibial, suture des tendons antéro-externes au bord antérieur du lambeau talonnier. Suture totale superficielle, sauf en un point par lequel sort un drain antéro-postérieur.

Les suites furent des plus simples au point de vue local; il n'en fut pas de même au point de vue général : pendant près de dix jours, sans que la température dépassât la normale et, probablement sous l'influence du traumatisme opératoire, le malade fut pris de vomissements continus revêtant tout à fait l'allure des crises gastriques du tabes. L'alimentation était presque nulle. Néanmoins, au premier pansement. la réunion immédiate était faite et le sujet saluait du moignon. Les fils profonds de la suture tendineuse, ne furent enlevés que le quinzième jour. Depuis lors, le drain a été supprimé, la cicatrisation s'est faite sans troubles trophiques.

Le malade possède actuellement un moignon parfait (fig. 3) constitué par la peau talonnière, mobile, absolument indolent.

Nous n'avons pas à faire ici l'éloge des résultats excellents obtenus par la désarticulation tibio-tarsienne faite suivant la méthode d'Ollier. Nous espérons que, dans la suite, nous n'aurons qu'à nous applaudir de la décision prise.

4 février 1901. — Le malade est en bonne santé, il marche sans la moindre difficulté et sans canne.

24 février. — Le malade quitte l'hôpital, il marche bien et ne boite pas.

Examen anatomo-pathologique. — Dans les coupes pratiquées surles fragments musculaires, on constate les lésions suivantes :

Une augmentation considérable du tissu conjonctif fasciculant avec altération des fibres musculaires. Cette dernière consiste en : disparition de la striation, disparition des champs de Conheim sur les coupes en travers les fibres. Ces derniers prennent un éclat un peu gras et hyalin. Mais, lésions rarement observées, on voit dans chaque fibre observée en long ou en travers une prolifération intense des noyaux, non seulement sous le sarcolemme, mais encore à l'intérieur même de la fibre. Ces altérations semblent de prime abord pouvoir relever d'une atrophie musculaire d'origine médullaire. ou du moins ont été décrites dans cette affection.

Mais des doutes sont nés immédiatement du fait que l'on rencontre çà et là dans certains espaces conjonctifs le plus souvent autour des vaisseaux, des accumulations de petites cellules rondes, et enfin, dans un des fragments, sur plusieurs coupes on voit en plein muscle, il est vrai, un nodule de cellules embryonnaires limitées par une fine lame de tissu connectif ; cette formation d'aspect nodulaire porte en son centre une aiguille creuse présentant très nettement le processus d'érosion lacunaire de Howip sur toute la périphérie. Dans ce nodule embryonnaire et en contact direct avec l'os, c'est-à-dire sans interposition de lame périostique, on voit très nettement, suivant les coupes, deux, trois ou quatre cellules géantes. Mis sur la voie de cette formation, il a été possible d'en rencontrer une ou deux autres ayant toujours la disposition nodulaire, ne présentant pas de cellules géantes, mais par contre affirmant des parties caséeuses. Le diagnostic d'ostéite tuberculeuse avec inflammation secondaire du muscle voisin paraît très probable.

Pour lésion des vaisseaux, dans le fragment où la lésion est le plus marquée on constate des endartérites ou de la périartérite, les artérioles les plus fines semblent même aller souvent jusqu'à l'oblitération.

Les nerfs vus en place et dans les coupes simplement colorées au picrocarmin, dans le tissu fasciculant du muscle, présentent des épaississements dans leur gaine de Heule, mais les gaines de myéline paraissent en place et du moins il n'y a pas de névrite interstitielle. Quant au filet nerveux recueilli dans l'acide osmique, les dissociations montrent qu'il n'y a aucune altération de névrite parenchymateuse périaxile de Gombault, la gaine de myéline étant régulière, même cylindrique et sans boules.

Les coupes de la peau montrent de la sclérose et de
l'épaississement du derme, mais un épithélium cutané
parfaitement normal ; les annexes de la peau offrent
leur aspect ordinaire.

OBSERVATION II

(Sokoloff, *Medetzinknoë obozrénié*, nᵒ 18, 1896.)

*Arthropathie du coude. Luxation de la tête du radius.
Fracture du cubitus en dehors de l'articulation. Scoliose.
Déformations caractéristiques des doigts. Anesthésie à
la douleur et thermoanesthésie.*

Nommée Agraf. D. X..., quarante-trois ans, de Kalouga,
Entre à l'hôpital Jaousk à Moscou, le 18 février 1895.

Antécédents héréditaires. — Père et mère vivants. La
mère est bien portante, le père a 70 ans. Son mari est mort
depuis 6 ans. La malade a eu six accouchements. Elle a
toujours vécu à la campagne ; jamais aucune maladie.
Elle nie la syphilis. Depuis le mois d'octobre 1895 elle n'a
pas eu ses règles. La malade n'est pas alcoolique. Pas
d'alcoolisme dans la famille. Au mois de décembre 1875, la
malade a eu une légère contusion du coude. Au moment de
l'accident elle n'a rien senti, mais quelques jours plus tard
elle a éprouvé une vive douleur dans le bras et remarqué
que l'articulation du coude était enflée. Mais, avant la
contusion, la malade dit avoir éprouvé de vagues douleurs
dans le bras, et des craquements dans l'articulation du coude.
Inquiète de ces douleurs et craquements, elle consulte plusieurs médecins, mais ils ne trouvent rien. La malade perd
de plus en plus son équilibre moral et pleure souvent, lors-

que, enfin elle entre à l'hôpital, se plaignant de douleurs dans l'articulation du coude et de l'impossibilité de mouvoir son bras.

A l'examen, on se trouve en présence d'une malade de taille moyenne, dont les os et les muscles sont peu développés. L'appétit est bon. Les selles sont régulières. Du côté du poumon et du cœur, rien de particulier. La densité de l'urine est de 1009 et ne contient ni albumine ni sucre. La malade dort bien, mais se dit très énervée depuis son accident et pleure souvent.

Température : le soir 37°5 et le matin 36°5.

Les cheveux de la tête sont bien développés, d'une couleur foncée. Les joues sont roses, les dents presque toutes conservées. Pas de mal de tête ni d'étourdissement. La parole est normale. La vision est bonne. Les pupilles sont d'une largeur moyenne, réagissent à la lumière et à l'accommodation. Les mouvements du globe oculaire sont normaux ; pas de ptosis, pas de nystagmus. L'odorat est bien conservé Les nerfs trijumeau et facial n'ont rien d'anormal. Elle entend bien des deux oreilles. Il y a 5 ans, la malade dit avoir eu des bourdonnements d'oreille et de surdité qui ont duré quatre semaines, après quoi tout est rentré dans l'ordre. Les nerfs vague, glossopharyngien et l'hypoglosse n'ont rien de particulier. Les réflexes du voile du palais sont conservés.

A l'examen du corps on observe :

En arrière : L'épaule gauche est un peu plus basse que l'épaule droite; probablement à la suite de l'atrophie des parties molles de ce côté. L'omoplate est aussi un peu abaissée. La colonne vertébrale est tout à fait droite.

Les plis fessiers et le bassin sont symétriques des deux côtés. Pas de douleur, ni dans la région dorsale, ni dans la région cervicale. Tous les mouvements sont conservés. Les ligaments de l'articulation scapulo-humérale gauche sont relâchés et l'avant-bras est un peu fléchi sur le bras.

En avant : Les parties molles de l'épaule gauche sont moins développées qu'à droite. La disposition des clavicules, des seins, des mamelons, les replis des organes génitaux sont tout à fait symétriques des deux côtés.

Le bras est un peu fléchi au coude, qui est tuméfié. Le bras à l'inspection paraît très raccourci, mais à la mensuration il n'y a qu'une différence de trois centimètres.

La mensuration donne les chiffres suivants :

	A droite	A gauche
Au milieu du coude. . .	21 cent.	27 cent.
Au milieu du bras . . .	26 —	25 —
Au milieu de l'avant-bras .	18,5	20 —

Les mouvements de l'extrémité gauche s'accomplissent avec beaucoup de difficulté. La malade peut soulever son bras jusqu'à la position horizontale, mais assez lentement. Les mouvements passifs du bras s'accomplissent facilement. En général, on ne remarque rien d'anormal dans l'articulation de l'épaule, sauf un peu d'atrophie du muscle deltoïde. Les mouvements de l'articulation du coude sont considérablement diminués. Dans les mouvements actifs et passifs, on entend des craquements dans l'articulation du coude, facilement perceptibles même pour la malade. En pratiquant des mouvements passifs, on peut fléchir l'avant-bras jusqu'à l'angle droit ; en continuant la flexion, on produit une vive douleur. L'extension se fait jusqu'à 180 degrés. Les mouvements passifs existent aussi bien dans le sens latéral.

A l'inspection, les limites de l'articulation du coude sont effacées, mais pas assez pour qu'on ne puisse pas remarquer que l'avant-bras est déplacé par rapport au bras en dehors ; on aperçoit nettement la tête du radius, surtout en haut,

parce que les ligaments latéraux externes de la capsule
sont tellement relâchés dans cet endroit que l'articulation de
la tête du radius et le condyle de l'humérus sont fortement
ébranlés ; aussi arrive-t-on à déplacer encore plus en dehors
la tête du radius et à le suivre sur toute sa longueur.
Quand on appuie pour mettre la tête du radius en place, on
y arrive facilement en produisant des craquements, mais
lorsqu'on interrompt l'effort elle reprend la position de
subluxation.

L'olécrane est également effacé et n'est que difficilement
perceptible ; il est considérablement élargi, comme étalé en
surface, et ne présente pas de nodosités caractéristiques. En
général, l'olécrane est fortement déformé et, comme l'humérus, présente, comme on le verra plus tard des solutions de
continuité ; il est presque impossible de se faire une idée
nette sur les détails de la déformation, d'autant plus que
les mouvements passifs du coude sont très diminués à cause
de la douleur produite par la fracture. En palpant la face
postérieure du cubitus, un peu avant d'atteindre son milieu,
nous trouvons nettement une solution de continuité du cubitus et de la douleur ; on perçoit aussi facilement la partie
supérieure du fragment inférieur. A la vue, on s'aperçoit
que le fragment est déplacé et attiré vers la face palmaire,
où il fait saillie et se trouve nettement perceptible, malgré
l'épaisseur des fléchisseurs qui le recouvrent.

Grâce au pansement et au rapprochement plus régulier
des fragments, ils ont repris la position normale et on ne
peut plus percevoir l'extrémité du fragment inférieur du
côté de la face palmaire, ni à la vue, ni par le palper,
mais on le perçoit nettement encore par la face dorsale ;
lorsque la main est en supination, il se met en rapport
régulier avec le fragment supérieur.

La pronation de la main gauche est très gênée, tandis

que la supination l'est moins. Non seulement le coude gauche, mais aussi bien l'avant-bras du même côté sont manifestement augmentés de volume. Pas de déformations au poignet. Les doigts de la main gauche sont fléchis sur le métacarpe et les phalangettes sur les phalanges. Le petit doigt est fléchi à angle droit dans l'articulation métacarpo-phalangienne, avec conservation de mouvements de la flexion. En général, les mouvements de tous les doigts sont limités, quoique la flexion soit possible dans tous les doigts, tandis que l'extension n'est possible que pour les deuxième et troisième doigts. La phalangine et la phalangette de l'annulaire sont fléchies à angle droit. Cette flexion est la conséquence d'une lésion inflammatoire qui s'y est produite il y a deux ans. La phalangette et la phalangine du médius sont aussi fléchies, mais les mouvements actifs et passifs de ce doigt sont bien plus considérables que dans les autres doigts. L'index est déformé, il est raccourci et l'ongle de ce doigt n'existe pas. On voit sur la face dorsale du petit doigt une cicatrice de plaie, de laquelle la malade a vu tomber quelques sequestres. Le pouce est aussi légèrement incurvé. L'opposition est très difficile; elle est possible avec les deuxième, troisième et quatrième doigts, mais impossible avec le petit doigt. Tous les doigts de la main droite sont élargis. La circonférence de l'index gauche est de 7,5, celle de l'index droit de 6 centimètres seulement; la circonférence du médius gauche est de 6,5, celle du droit 6 centimètres. Les muscles de la main, quoique infiltrés, sont peu atrophiés. Les extrémités inférieures sont recouvertes des veines périphériques et paraissent bleuâtres. Ces veines ont plus marquées sur la cuisse gauche, qui est plus froide à la palpation, que sur la droite. La malade marche les yeux fermés, aussi bien que les yeux ouverts.

Si on commande à la malade de rester debout sur une seule jambe en fermant les yeux, on la voit osciller un peu. En rapprochant les deux jambes, elle oscille de même. Ses réflexes sont normaux et existent sur le biceps et le triceps du bras malade. Les réflexes tendineux de la jambe sont normaux. La sensibilité tactile et la sensibilité à la douleur sont normales partout, mais elles sont diminuées du côté gauche ; cette diminution commence en avant de la région sus-claviculaire et en arrière de la fosse sus-épineuse Elle s'étend de haut en bas en s'affaiblissant. La sensibilité à la douleur, dans le membre supérieur gauche, est diminuée en avant et en arrière, mais tandis qu'elle augmente de bas en haut en avant, elle augmente de haut en bas en arrière. La thermo-anesthésie est répandue de la même façon ; en avant (à gauche), au-dessous de la clavicule, la malade ne distingue pas 28 de 41 degrés et même le froid lui semble tiède. Plus bas, cette thermo-anesthésie n'est pas aussi prononcée, quoique la malade ne distingue pas 36 de 30 degrés.

A droite, dans les mêmes régions, elle saisit bien la différence des températures entre 36 et 30 degrés. En arrière, dans la région sus-épineuse, la malade ne distingue pas le froid du chaud. A gauche, la thermo-anesthésie est identique et diminue de haut en bas, sans être toutefois marquée en arrière. Sur l'avant-bras et la main, elle est de nouveau plus accusée, de telle sorte que la malade ne peut saisir la différence des températures en 20 degrés. Le sens musculaire est conservé dans les extrémités supérieures et inférieures. A l'examen électrique, on observe la diminution de la réaction faradique : à droite, on obtient des contractions intenses, même à un courant faible ; à gauche, on n'obtient de contractions musculaires que sous l'influence d'un courant intense. Les contractions musculaires présentent leur minimum dans les régions thénar, hypothénar et interosseuse.

On immobilise le bras gauche de la malade jusqu'au mois de mai. La fracture s'est consolidée. A la fin de ce mois, la tuméfaction de l'articulation du coude est diminuée et le bras gauche reste fléchi à l'angle droit. Les mouvements actifs et passifs sont très limités. Les mouvements latéraux n'existent plus et on n'entend plus de craquements.

Jusqu'au 9 juin, jour où la malade est sortie de l'hôpital, le bras de la malade est resté suspendu dans une écharpe. Pendant ce temps, la flexion de l'avant-bras sur le bras est diminuée et les mouvements sont devenus plus libres. — Voilà ce qu'on observe en examinant la malade le 9 juin 1895 :

L'avant-bras gauche est un peu fléchi sur le bras. La malade peut soulever le bras jusqu'à l'horizontale. Les mouvements du coude gauche sont limités : tandis que la flexion peut se faire jusqu'à 90 degrés. l'extension se fait jusqu'à 160 degrés. Les mouvements ont donc augmenté d'étendue et sont peu douloureux. Les mouvements latéraux sont maintenant très faibles et ne peuvent être comparés avec la mobilité qui existait à l'entrée de la malade à l'hôpital ; la tête du radius est plus saillante qu'à l'état normal, mais elle est plus fixe et ne se déplace pas comme auparavant. A la supination et à la pronation, la tête du radius tourne et produit des craquements. La circonférence du coude gauche est de 25,5 centimètres, celle du coude droit de 21 centimètres. La fracture du cubitus s'est très bien consolidée. Les changements de la sensibilité sont restés les mêmes. A ce moment, on constate nettement une scoliose de la colonne dorsale à convexité gauche, près de l'angle inférieur de l'omoplate.

Ainsi, nous voyons que la malade a remarqué des douleurs et des craquements du coude gauche, sans aucun traumatisme, six mois avant son entrée à l'hôpital. Il est possible que de faibles changements existassent bien avant, sans que la surface lisse du cartilage eût été encore assez modifiée pour produire des craquements. La fracture amène la malade à l'hôpital, sans qu'elle soupçonne même cette fracture ; aussi ne se plaint-elle que de vagues douleurs. Ces fractures dans la syringomélie ont été observées il y a longtemps, mais dans des cas peu nombreux. C'est M. Sokoloff qui a fait remarquer à juste raison la nécessité dans ces cas d'un traitement orthopédique, tandis que la gouttière n'est pas suffisante pour maintenir en place les fragments. Dans ce cas, les deux mois de repos dans une bonne position de l'articulation atteinte ont amené une évidente amélioration de l'arthropathie. Les craquements ont presque entièrement disparu, la tête du radius est très bien fixée et ne se déplace pas comme à l'entrée de la malade.

OBSERVATION III

(Sokoloff, *loco-citato*)

Arthropathie et luxation du coude. — Brûlures. — Congélations répétées des doigts. — Déformations des doigts. — Déformations des ongles. — Scoliose. — Anesthésie tactile de la face palmaire de la main. — — Diminution de la sensibilité à la douleur des extrémités supérieures. — Thermo-anesthésie des extrémités supérieures et de la face postérieure des jambes.

A. A..., paysan des environs de Moscou, quarante-trois ans, entre à l'hôpital le 20 mars 1896.

Antécédents héréditaires. — Père a soixante-dix ans,

vivant. Mère morte ; deux frères et une sœur bien portants, mariés, ont des enfants aussi bien portants.

Antécédents personnels. — Le malade s'est marié deux fois. La première femme est morte deux ans après le mariage, pas d'enfant. De sa seconde femme il a deux enfants bien portants. La mère du malade était syphilitique.

Il y a trente ans, notre malade souffrit de maux de gorge, et s'est fait soigner pour la syphilis. Il ne boit pas beaucoup, mais il fume. Il n'a jamais été à l'hôpital et ne se rappelle pas d'autre maladie que celle de la gorge et son affection du coude. Le malade a eu plusieurs brûlures aux différentes parties du corps et souvent il a eu des congélations des doigts.

Le commencement de l'affection du coude date de longtemps et le malade ne peut pas bien fixer cette époque. Bientôt après, le malade a remarqué la déformation de son coude droit. Il s'est enfoncé accidentellement une aiguille de grande dimension dans cette articulation. Probablement l'anesthésie à la douleur existait à cette époque, car le malade n'a pas remarqué cet accident au moment même où il s'est produit, mais quelque temps après, quand l'aiguille a commencé à le gêner et quand le malade a pu la sentir en palpant la région du coude. Le malade supportant très bien cette aiguille ne s'adressa que six mois après à une diseuse de bonne aventure, qui lui fit subir le traitement suivant : elle incisa la peau avec un canif et retira l'aiguille avec ses dents. Peu de temps après, apparut la tuméfaction du coude avec suppuration et c'est alors que le malade s'est vu obligé de quitter son métier. La suppuration continua quatre ans, avec issue de plusieurs séquestres. Peu à peu la suppuration s'est tarie, la plaie s'est fermée et le malade a repris son métier de maçon, le coude était bien déformé, mais ne l'empêchait pas de travailler. Souvent, à la suite de contusions, le coude se tumé-

fiait, mais cette tuméfaction passait très vite et le malade
continuait son travail, ayant toujours la main droite moins
forte que la gauche. Quinze ans se sont écoulés depuis que
la plaie s'est fermée et que la suppuration a disparu. L'au-
tomne dernier, le malade s'est contusionné le coude et,
pour la première fois, il vient trouver un médecin. La plaie
est vite guérie et le malade reste en bonne santé jusqu'au
18 mars 1896, époque où il s'est contusionné de nouveau,
mais cette fois le coude est enflé plus que jamais et le
malade est entré à l'hôpital.

Etat actuel. — Le malade est d'une taille moyenne, les
systèmes osseux et musculaires sont assez bien développés.
Sur la peau on voit plusieurs cicatrices, des brûlures. Sur
l'épaule gauche, vers la tête de l'humérus, on voit sur une
vieille cicatrice une plaie, résultat d'une nouvelle brûlure.
Les cicatrices sont disposées principalement sur les
membres supérieurs et se remarquent à *gauche* sur
l'avant-bras, l'extrémité supérieure du cubitus et sur
l'épaule ; à *droite*, sur la main, le coude, l'apophyse acro-
miale, etc. Les doigts des deux mains sont très déformés.
Le petit doigt de la main gauche est courbé sur l'annulaire
et le médius ; il manque des morceaux des dernières phalanges et le reste des doigts est très déformé ; tout cela
est, d'après le malade, le résultat des congélations.
L'extrémité du pouce est tuméfiée et son ongle est dé-
doublé. La flexion et l'extension de tous les doigts de la
main gauche, sauf à l'auriculaire, sont libres. Les mouvements de l'extrémité gauche sont aussi libres, mais ceux
du poignet sont un peu limités. Sur le poignet, quelques
cicatrices et épaississements de l'épiderme. La main est
tuméfiée, quoique la tuméfaction soit moindre qu'à droite. Il
écarte et rapproche mieux les doigts de la main gauche
que ceux de la main droite. Le malade ferme sa main assez

bien et avec une assez grande force. L'opposition du pouce vers le petit doigt est impossible, tandis qu'elle est conservée pour les autres doigts. A la main droite, les quatrième et cinquième doigts sont fléchis à 110 degrés, mais passivement ils peuvent être étendus *ad normam*; le médius et l'index sont peu fléchis. Les doigts sont d'une coloration bleuâtre, la peau est plissée et froide. Les mouvements de la main droite sont limités et la main en extension a une tendance à se fléchir vers le bord cubital. L'articulation du poignet n'est pas déformée, on trouve seulement une petite tuméfaction vers l'extrémité inférieure du cubitus. La face palmaire de la main droite est épaissie par l'atrophie des régions thénar et hypothénar œdématiées. L'extrémité du quatrième doigt est élargie en boule. Les ongles ne sont plus glabres, mais ils sont recouverts de traits transversaux; ils sont épaissis et recourbés; en général, les ongles de la main droite ont mieux conservé leur forme que les ongles de la main gauche. L'épiderme est très épaissi, surtout aux extrémités des doigts. On ne peut se faire une idée exacte de l'état des muscles interosseux à cause de la tuméfaction de la main. La force est bien conservée dans la main gauche, mais elle est diminuée à droite.

Le coude est très tuméfié, mais moins que les premiers jours de son entrée à l'hôpital, où on lui a fait une ponction qui donna une sérosité claire, puis sanguinolente. La circonférence du coude droit est de 40 centimètres, tandis qu'à gauche elle n'est que de 26 centimètres. La circonférence du bras droit est de 23 centimètres, celle du gauche 24 cm. 5. Tout le membre supérieur droit est plus court que le gauche, à la suite d'une luxation de l'avant-bras en haut et en arrière.

Le coude, sur sa face postérieure, est recouvert d'une masse de cicatrices dont la plupart sont régulières; deux

seulement sont un peu enfoncées. L'avant-bras est fléchi sur
le bras à 160 degrés ; les mouvements actifs et passifs sont
possibles non seulement dans le sens antéro-postérieur
(flexion jusqu'à 90 degrés et extension jusqu'à 180 dégrès)
mais encore dans le sens latéral. La pronation et la supination sont conservées, les mouvements qu'on imprime à
l'avant-bras sont plus étendus que ceux que le malade exécute lui-même. Ainsi donc, en général, quoique l'articulation soit très ébranlée par suite des grands épanchements
et de la luxation, les mouvements du coude ne sont non
seulement pas limités, mais plus grands encore qu'à l'état
normal. A l'examen du coude, on remarque (fig, 4) avant
tout que l'épicondyle est très épaissi et bien agrandi : il fait
nettement saillie, n'est recouvert que par une peau amincie et peut être facilement senti dans toute son étendue.
L'épitrochlée est moins facilement perçu, il n'est probablement pas épaissi, ou bien l'est très peu. La trochlée et le
condyle sont difficiles à examiner, parce qu'en avant ils sont
recouverts par des muscles et en arrière par l'olécrane qui
fait saillie. En palpant l'extrémité supérieure de l'avant-
bras, on sent très bien, malgré la conservation de l'aspect
général, que les os sont déformés. On ne sent pas nettement la tête du radius, car l'olécrâne élargi et aplati est
presque triplé de volume.

En dehors des déformations des os les surfaces articulaires
sont devenues molles, les fossettes sont effacées, probablement à cause de l'épanchement articulaire. Pour diminuer
l'enflure et soulager le malade, on a été obligé de faire plusieurs ponctions, mais sans retirer beaucoup de liquide.
L'aiguille exploratrice rencontre très souvent des cloisons
qui sont de simples adhérences entre les surfaces articulaires. Les parties molles entourant l'articulation empêchent
de sentir l'os. En avant, dans les plis du coude, on voit un

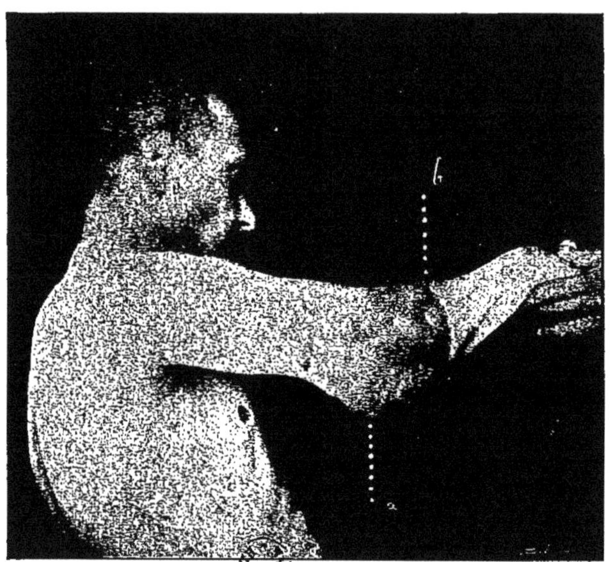

Fig. 4. — Observation III.

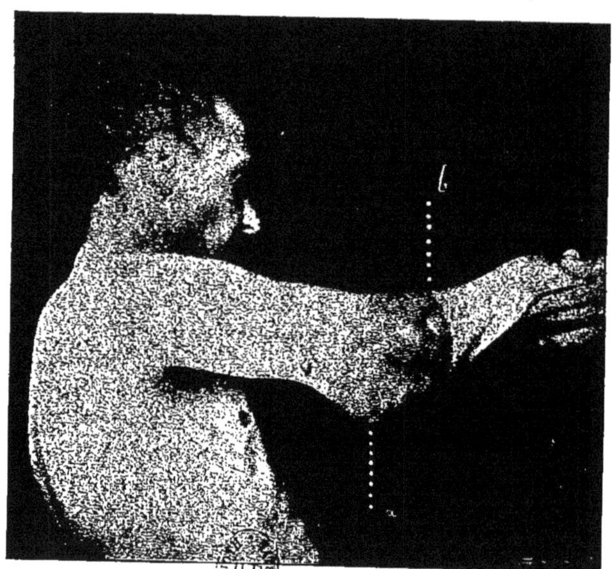

Fig. 4. — Observation III.

réseau de veines dilatées. La région lombaire de la colonne vertébrale est recourbée à gauche, tandis que la région dorsale est recourbée à droite. Les dernières côtes sont excavées. Le corps étant en flexion, la scoliose diminue.

A la mensuration, la longueur des membres inférieurs est égale des deux côtés. Les circonférences de la cuisse et de la jambe gauche l'emportent de 2 centimètres sur celles du côté droit. Le pied gauche paraît aussi plus épaissi.

La peau qui recouvre les membres inférieurs est d'une coloration violacée, mais les veines ne sont pas dilatées. Les cheveux sont bien conservés. Le malade est dolichocéphale; les fonctions cérébrales normales et la parole bonne. La mémoire est aussi bonne. Le malade dort bien, voit très bien. Les mouvements du globe de l'œil sont libres. Les pupilles, d'une grandeur moyenne, sont égales des deux côtés, réagissent bien à la lumière et à l'accommodation. Pas de nystagmus, nerf trijumeau normal, la partie supérieure du nerf facial est normale; on remarque un peu d'effacement du sillon naso-labial gauche. Quand le malade souffle ou ouvre la bouche pour montrer les gencives, la différence entre les deux sillons naso-labiaux disparaît. Sur les maxillaires supérieur et inférieur gauches, il manque plusieurs dents. Le nez est un peu dévié à gauche. Pas de trouble du côté du réflexe pharyngien. Les nerfs acoustique, glosso-pharyngien, hypoglosse sont normaux. Les mouvements de la tête et du corps sont bien conservés. On ne provoque pas de douleur en pressant sur les vertèbres. Le malade peut lever son bras droit au-dessus de l'horizontale et peut l'appliquer sur le dos et la poitrine. Rien d'anormal du côté du cœur et du poumon.

Dans les premiers jours de son entrée à l'hôpital, le malade avait une température de 40°,5, qui n'était pas due à

l'inflammation du coude, car elle continua après la disparition de la tuméfaction du coude, mais elle prit la marche
du type intermittent et ne disparut que sous l'influence de
la quinine. A ce moment le malade voulait s'en aller, mais
la fièvre le reprit de nouveau, puis disparut encore sous
l'influence de la quinine. La sensibilité tactile est conservée. La sensibilité à la douleur n'est diminuée que sur les
membres supérieurs. La thermo-anesthésie est très marquée
sur les membres supérieurs et les régions sus-épineuses.
Le malade ne saisit pas de différence entre des températures
variant de 16 degrés sur les membres supérieurs, de 4 degrés sur le côté droit de la poitrine, de 2 degrés sous les
mamelons, de 9 degrés à droite et en arrière au-dessous
de l'omoplate, de 5 degrés à gauche, de 3 degrés sur
la face postérieure de la cuisse gauche, de 5 degrés sur
la face postérieure de la cuisse droite, et de 6 degrés sur
les faces postérieures des deux jambes. Sur la face antérieure des membres inférieurs le malade distingue
l'une de l'autre deux températures différant de 3 degrés
et sur la face dorsale du pied de 2 degrés. Le sens musculaire est partout conservé. Pas de signes d'ataxie :
démarche régulière ; le malade ayant les deux yeux fermés et les deux jambes jointes n'oscille pas. Si on le fait
rester debout sur une seule jambe, il se tient mal avec les
yeux ouverts et tombe s'il a les yeux fermés. Les mouvements des membres inférieurs sont conservés. Les réflexes
du biceps sont affaiblis, ceux du triceps abolis. Les réflexes
rotuliens des deux côtés sont exagérés. La trépidation épileptoïde est marquée également des deux côtés. Les contractions faradiques des muscles de l'épaule, du bras et de
l'avant-bras sont normales. Les muscles des éminences
thénar, hypothénar et les interosseux ne se contractent pas
ou presque pas. Comme nous l'avons dit plus haut, la tumé-

faction de l'articulation du coude est vite diminuée ; la brûlure de l'épaule est guérie et la fièvre disparue sous l'influence de la quinine. Le malade sort de l'hôpital en pro-
mettant d'y revenir.

En résumé, dans cette observation, nous trouvons d'anciennes douleurs dans l'articulation, du coude, survenues
sans cause apparente, et continuant de longues années sans
trop déranger le malade. Puis la suppuration produit des
changements brusques dans l'articulation. Enfin le malade
affirme que l'affection du coude s'est développée spontanément, très lentement, sans qu'aucun traumatisme en ait été
le point de départ.

OBSERVATION IV

(Sokoloff, loco citato.)

*Arthropathie de l'épaule droite. Arthropathie du coude
gauche. — Déformation des doigts et des ongles. —
Scoliose droite. — Brûlures. — Diminution de la sensibilité à la douleur et thermo-anesthésie des membres supérieurs.*

Jean B.., paysan, âgé de cinquante-deux ans, s'est adressé
à M. le professeur Sokoloff, le 11 avril 1896, se plaignant de
douleurs dans l'épaule droite et d'une certaine maladresse :
le tout apparut il y a deux semaines à la suite d'un mouvement maladroit. A l'inspection du malade, on trouve que
l'épaule droite est beaucoup plus grosse que l'épaule gauche
et que des mouvements passifs en tous les sens détermi-
nent de légers craquements.

La tête de l'humérus est plus épaisse qu'à gauche, on ne

trouve pas de fragments libres dans la cavité articulaire. La palpation exacte du squelette de l'épaule est rendue difficile par une forte tuméfaction (hématome).

La partie antérieure de l'épaule droite et le grand pectoral sont recouverts par des veines dilatées. A l'observation ultérieure, on voit chez le malade une série d'autres modifications dont le malade ne se plaint cependant pas, car elles ne l'incommodent point et dont l'existence serait ancienne dit-il. Le coude gauche est surtout modifié, il est fortement épaissi dans le sens transversal et antéro-postérieur; l'olécrâne nettement hypertrophié, déformé, quoique en général il ait conservé sa forme. La partie interne de l'extrémité inférieure de l'humérus est considérablement épaissie, en comparaison de la partie externe, et présente une forte nodosité. La tête du radius est un peu hypertrophiée; on la perçoit en déprimant l'avant-bras du côté radial. Les mouvements, conservés presque normaux, produisent des craquements dans l'articulation. La mobilité latérale ne s'observe que dans les mouvements passifs. Le malade ne perçoit point de douleurs dans l'articulation du coude, il travaille facilement de ce bras. Les deux mains sont déformées : la droite n'a que trois doigts, l'index manque complètement à partir de l'articulation métacarpophalangienne: il ne reste qu'un fragment du pouce dans la continuité du premier métacarpien. Au dire du malade, ces deux doigts ont été arrachés par une machine. Les doigts qui restent sont un peu fléchis, mais ne sont pas autrement modifiés. Les modifications sont très accentuées, au contraire, sur la main gauche dont l'index est privé de l'extrémité de la phalangette et l'ongle très raccourci est déformé. L'extrémité du pouce est un peu tuméfiée; l'ongle est très déformé, divisé en deux, rayé et épaissi. Les autres doigts ne sont

pas modifiés et leurs ongles sont seulement moins lisses.
Scoliose à convexité droite de presque toute la partie dorsale
de la colonne vertébrale, avec gibbosité sur les côtés
existant depuis très longtemps. A l'angle interne de l'omoplate droite il y a une cicatrice plate de la dimension
d'une pièce de 5 francs : trace de brûlure. Au même
niveau, sur la colonne vertébrale, cicatrice semblable.
L'examen rapide de la sensibilité a démontré une sensibilité
tactile normale, une diminution considérable de la sensibilité à la douleur aux extrémités supérieures, surtout à
droite, et plus nettement aux bras et à l'avant-bras qu'à la
main. L'examen de la sensibilité thermique a démontré
aussi une thermo-anesthésie bien nette dans des limites
plus larges que l'anesthésie à la douleur. La thermo-
anesthésie occupe la zone des extrémités supérieures, la
partie antérieure de la poitrine et la partie supérieure du
dos. En descendant l'anesthésie disparaît progressivement.
Aux extrémités supérieures et à la partie antérieure du
thorax, cette diminution de la sensibilité est très nette et le
malade ne peut pas déterminer une différence de 20 degrés.
Les extrémités inférieures ne présentent pas de modifications sensibles.

Ici nous voyons la même affection des articulations se
développer lentement. Le malade vient demander soula-
gement pour l'articulation la moins malade. Les modifications beaucoup plus importantes de l'articulation du coude
n'avaient pas attiré son attention et il continuait à s'en
servir comme si elle était normale ; c'est qu'en réalité,
malgré la déformation considérable de l'articulation, les
mouvements sont bien conservés.

OBSERVATION V

(Sokoloff, *loc. cit.*)

*Arthropathie du coude gauche et de l'articulation sterno-
claviculaire gauche. — Asymétrie de la face. — Scoliose
cervicale et dorsale. — Léger nystagmus. — Thermo-
anesthésie et anesthésie à la douleur. — Nécrose partielle de l'extrémité inférieure de l'humérus avec
séquestres.*

Pierre B.. , vingt-cinq ans, paysan du département de
Toula. Entre à l'hôpital le 12 avril 1895.

Antécédents héréditaires. — Père vivant, soixante-dix
ans, marié trois fois, emphysémateux. Mère morte poitri-
naire. Quatre frères bien portants, mais nés d'autres mères
et deux sœurs ; l'une d'elles est bien portante et mariée ;
l'autre âgée de trente ans, muette.

Antécédents personnels. — Le malade est marié depuis
sept ans avec une femme bien portante ; deux enfants : un
garçon de deux ans et une fille morte à six semaines de
cause inconnue.

Le malade nie la syphilis, mais il a eu une sorte d'éry-
thème prurigineux au bras gauche, qui céda à l'action du
soufre et du goudron. Boit peu, ne fume pas, travaille à la
campagne. A l'âge de dix-sept ans, il a eu après un refroi-
dissement une sorte de maladie fébrile accompagnée de
toux et douleurs du côté gauche, qui l'a obligé à garder le
lit pendant six semaines. Bientôt après apparut une contracture du genou droit obligeant le malade à marcher tout
courbé ; elle dura deux mois et céda peu à peu aux bains
de pieds tièdes. Vers le milieu d'octobre 1895, le malade

fit en arrière une chute très forte, dont il put se relever néanmoins sans rien ressentir. Ce n'est que deux semaines. après et sans cause apparente que le malade remarqua sur le coude gauche une petite plaie, qui se mit à suppurer quatre jours après. Peu à peu toute l'articulation du coude gauche fut envahie sans que la plaie suppurât et sans que les douleurs fussent considérables. Deux mois et demi plus tard la plaie se cicatrisa toute seule, mais bientôt il en apparut une autre au-dessous de l'olécrâne. Pendant ce temps, l'articulation continuait encore à se tuméfier. Au commencement de février 1896, le malade remarqua une augmentation de volume de l'*articulation sterno-claviculaire gauche*. Cette tuméfaction augmenta au point de gêner la respiration, jusqu'à ce qu'un abcès se fit jour, duquel s'écoula une quantité considérable de pus. Le bras, ni la clavicule n'étaient le siège de douleurs considérables, cependant le malade ne pouvait plus travailler, soit à cause de l'épaisseur du coude gauche et l'affaiblissement du bras, soit par suite de fortes céphalalgies qui obligeaient le malade à garder le lit pendant tout l'hiver. C'est en avril seulement qu'il s'adressa au médecin, à Moscou.

Etat actuel. — Homme bien conservé, taille au-dessus de la moyenne, le squelette et les muscles sont bien développés ; tissu adipeux plus développé que chez la moyenne des paysans russes. Les cheveux et les sourcils sont épaissis. Barbe la moustache assez rares. La partie gauche du tronc, l'os malaire et en général toute la partie gauche supérieure de la face paraît aplatie, ce qui produit une asymétrie de la face. La paupière gauche recouvre la cornée un peu plus que la droite. La distance de la racine du nez à la protubérance occipitale droite est de 29 centimètres, tandis qu'à gauche elle n'est que de 27,5 cm. La distance qui sépare la racine du nez et l'oreille est, à droite, de 2 centimètres plus grande qu'à gauche. Sur l'épaule droite on découvre deux cicatrices radiées de provenance différente : l'une rosée, l'autre décolorée. Au dire du malade, ces cicatrices sont des traces de petites plaies et non de brûlures. L'extrémité supérieure gauche, la main surtout, est un peu cyanosée et froide ; la main droite l'est également un peu, tandis que l'avant-bras et le bras droits ont gardé leur coloration naturelle. Cette cyanose augmente d'ailleurs ou diminue à certains moments.

L'articulation du coude gauche est très tuméfiée, et fléchie à 145 degrés. Les mouvements actifs de l'articulation sont conservés jusqu'à 90 degrés dans un sens (flexion) et 155 degrés dans l'autre — (extension). Les mouvements passifs sont un peu plus étendus. La supination de la main gauche est un peu limitée. La mensuration de circonférence donne : coude gauche, 47 centimètres ; droit, 27 centimètres. La partie moyenne du bras gauche, 29 centimètres ; droit 27 centimètres. Milieu de l'avant-bras gauche 21 cm. 5 ; droit, 24 centimètres. Après quelque temps de séjour à l'hôpital, la tuméfaction du coude est diminuée ; la circonférence, au lieu de 47 centimètres, est de 39 centimètres. A la palpation du coude il semble que la partie la plus épaissie est l'extrémité inférieure de l'humérus, épaissie surtout et déformée à la partie externe, alors que la partie interne ne l'est pas beaucoup. On n'arrive pas à sentir la tête du radius, parce que l'extrémité externe de l'humérus augmentée de volume la recouvre en partie. La tuméfaction des parties molles rend aussi cet examen très difficile ; on peut cependant supposer que la tête du radius n'est pas épaissie. Le diamètre antéro-postérieur de l'articulation, quoique augmenté, ne l'est pas autant que le diamètre transversal. La partie supérieure du cubitus semble aussi déformée et épaissie, quoiqu'il soit assez difficile de se faire une idée nette de la forme et du caractère de la déformation, parce que toute l'articulation est inégalement infiltrée, et à la partie interne on sent nettement de la fluctuation. Depuis quelques jours la tuméfaction a légèrement diminué, sous l'influence du repos et de la compression. L'articulation est solidement fixée par ses ligaments et le malade peut exécuter des mouvements, quoique avec peine, sans toutefois dépasser l'horizontale. L'articulation est ébranlée et les mouvements latéraux s'exécutent sans peine. D'une façon générale, les mouvements actifs sont assez bien conservés et le malade arrive facilement à porter le bras en arrière, à le mettre sur l'épaule droite et à l'élever en avant jusqu'à l'horizontale. Dans les mouvements latéraux, flexion et extension, on ne produit pas de craquement. Plus tard, on a pu déterminer d'une façon plus juste le rapport des parties déformées et constater des craquements. Sur la partie postérieure de l'articulation, on trouve deux cicatrices.

L'articulation du poignet ne présente pas de déformations. Les régions thénar et hypothénar de la main gauche sont effacées.

Le médius gauche est fléchi dans l'articulation phalangienne jusqu'à 160 degrés, avec un peu de diminution des mouvements ; sur l'ongle, on observe de petites raies transversales. Les ongles de la main droite sont presque lisses et réguliers, excepté l'ongle du petit doigt qui est rayé transversalement et très rugueux. Les forces du bras et de la main gauche ont diminué.

Les mouvements des doigts sont bien conservés, excepté l'opposition du pouce et du petit doigt. Les mouvements de l'articulation du poignet se font bien, excepté les mouvements d'extension du poignet gauche.

L'articulation *sterno-claviculaire* est fortement tuméfiée et la peau qui la recouvre est un peu rouge. Au centre de cette tuméfaction s'ouvre une fistule, d'où sort un peu de pus. A l'examen, la sonde ne rencontre nulle part d'os dénudé ou rugueux, et les parties osseuses semblent partout recouvertes de parties molles. La tuméfaction est occasionnée presque entièrement par l'épaississement de l'extrémité interne de la clavicule, épaissie presque régulièrement, sauf peut-être à la partie supérieure. En quelques jours, la fistule s'est cicatrisée au pansement sec. On ne peut pas passer le doigt en arrière de la tuméfaction. L'articulation est d'une mobilité exagérée.

La pression à l'extrémité tuméfiée ne produit pas de douleur. Les dépressions sus- et sous-claviculaires à gauche sont très effacées, ainsi que la saillie de l'épaule gauche semble abaissée.

Les mouvements de l'articulation de l'épaule gauche sont aussi limités. En rapprochant le bras gauche du thorax, on produit une dépression sur la poitrine, qui va de l'extrémité externe de la clavicule à l'insertion du grand pectoral. A la palpation, cette dépression est molle et représente cette partie des fibres musculaires du grand pectoral qui s'insèrent à la clavicule.

Au dire du malade, il présente depuis l'enfance une scoliose qui commence à la quatrième ou cinquième vertèbre cervicale et se continue jusqu'à la huitième ou neuvième vertèbre dorsale. La convexité est tournée à gauche. La scoliose est fixe et ne se modifie pas lorsque le malade s'incline. Entre la colonne vertébrale et l'angle supéro-interne de l'omoplate, on trouve un épaississement osseux sans limites bien déterminées. L'omoplate est mobile, et lorsqu'on porte le bras en arrière, elle recouvre cette tuméfaction qui est constituée par les côtes épaissies et recourbées (3e, 6e).

L'intelligence est normale, mais la mémoire n'est pas très bonne depuis l'enfance. En percutant la tête on ne produit ancune douleur, il n'y avait de céphalalgie que pendant l'hiver, alors que le malade gardait le lit à cause de suppuration du coude gauche. L'odorat et le goût sont bien conservés, la dilatation de la papille est moyenne ; la réaction à l'accommodation — normale ; le malade ferme les paupières et porte les yeux en tous sens, quoique dans le sens horizontal on observe un léger nystagmus ; il entend bien des deux oreilles, tire la langue tout à fait droite, avale facilement, a les dents bien conservées ; l'appareil digestif, le cœur, le poumon, les reins, ne présentent rien d'anormal. A l'examen de la sensibilité, on trouve la sensibilité tactile partout conservée. La piqûre de l'épingle se perçoit bien à la face et aux extrémités inférieures, tandis que la région claviculaire gauche ne réagit pas du tout, le malade perçoit alors comme un contact Au-dessous de la clavicule, la sensibilité à la douleur augmente et revient normale. Elle est également diminuée en arrière, au-dessus de l'omoplate, disparaît complètement à l'extrémité gauche, surtout au milieu du bras, puis reparaît insensiblement en descendant.

A la région palmaire, la piqûre est plus perceptible que sur le dos de la main. A droite, l'anesthésie à la douleur ne s'observe qu'à la clavicule, tandis qu'au bras et à la partie supérieure de l'avant-bras on trouve seulement de diminution de la sensibilité à la douleur. La main droite perçoit toujours la piqûre de l'épingle.

La sensibilité thermique est très nettement diminuée sur toute l'extrémité gauche supérieure : au-dessous de la clavicule et de l'omoplate, le malade ne trouve pas la différence entre 18 et 34 degrés, tandis que sur les mêmes régions, à droite, l'écart est seulement

de 5 degrés ; au bras, le malade ne perçoit pas une différence de 10 degrés, au coude de 15 degrés, à la main
de 8 degrés ; en arrière : au bras de 8 degrés, à l'avant-
bras et à la main de 10 degrés ; au bras droit en avant de
15 degrés, à l'avant-bras et à la main de 3 degrés.
Par toutes les autres parties du corps, le sens thermique
est normal. Les réflexes du triceps et du biceps sont diminués à droite : ils manquent à gauche. Réflexe rotulien
exagéré. Réflexe patellaire ne s'observe pas. Réflexe du
tendon d'Achille est conservé. Le réflexe de l'abdomen
manque à droite, tandis qu'il est très faible à gauche. Le
réflexe crémastérien est conservé des deux côtés. Le sens
musculaire est bien conservé partout. Démarche normale.
Pendant le séjour à l'hôpital, la tuméfaction du coude a
diminué et la fistule de l'articulation sterno-claviculaire
s'est cicatrisée. — Le 28 avril, sans cause apparente, à la
partie externe du coude apparaît une tuméfaction fluctuante
de la dimension d'un œuf de poule : à l'incision, il s'écoule
un liquide purulent avec des fragments de tissu gangreneux
imbibé de liquide gélatiniforme. Croyant à un abcès péri-
articulaire, on l'a ouvert aussi largement que possible sans
pénétrer dans la cavité articulaire ; mais le lendemain, on
a vu s'écouler par le drain de la synovie. La suppuration se propage à l'articulation et la température du malade
monte. On a passé alors des drains dans l'articulation et
on a pratiqué des lavages. Quelques jours avant le développement de la tumeur purulente, on avait observé
l'apparition de craquements occasionnés, comme on le verra
plus loin, par la présence des séquestres. Dix jours après
l'apparition de cette première tumeur, on en a observé une
semblable à la partie interne. On l'a ouverte et on a pratiqué
le lavage de la cavité articulaire. Avec deux conduits ainsi
drainés, il semblait que l'écoulement était assuré, mais la

fièvre persista deux mois. Pour en trouver la cause, on a ouvert largement les deux conduits et pénétré avec le doigt dans la dépression du cubitus; on a trouvé alors l'articulation dépourvue du cartilage, qui avait à sa place une mince lamelle de tissu conjonctif. Les surfaces articulaires du radius et du cubitus sont considérablement augmentées de volume et sur l'extrémité épaissie de l'humérus on a trouvé trois séquestres, dont deux ont été enlevés; le troisième était adhérent et ne fut enlevé que plus tard. Ces séquestres étaient de 1 centimètre de longueur sur 1/2 centimètre de largeur, et constitués par du tissu spongieux dont un côté avait conservé du tissu compact, d'où on peut conclure que les deux séquestres appartenaient non pas au tissu spongieux de l'os, mais aux tissus périphériques. De plus, l'endroit où ils se trouvaient démontre qu'ils représentaient une partie des extrémités articulaires. Les deux séquestres étaient entourés d'une couche épaisse de tissu conjonctif. La rugosité immobile, ainsi qu'on l'a constaté plus tard, était aussi un séquestre. Après l'extraction de ces séquestres, la suppuration diminua très vite et la fièvre disparut.

Au milieu de juillet, c'est-à-dire deux semaines plus tard, on a remarqué sur la peau de l'olécrane une tache rouge de la dimension d'une pièce de dix centimes. On n'y a point attaché d'importance parce que des taches semblables étaient déjà observées au niveau du coude; à ce niveau s'est développé un commencement de gangrène qui avait envahi toute l'épaisseur du derme et du tissu cellulaire et arrivait jusqu'au périoste. Après ablation de la gangrène, on a obtenu une ulcération dont le fond était constitué par la partie postérieure de l'olécrane. Quelques jours après, l'ulcère a bourgeonné et a commencé à se cicatriser. On voit donc, dans ce cas, que le traumatisme faisait également défaut. Le processus se développa après une chute sur le dos, après quoi apparut la lésion des deux articulations. C'est surtout l'affection de l'articulation *sterno-claviculaire* qui présente le plus grand intérêt. On pourrait supposer que la chute sur le dos y avait occasionné une subluxation, ou même une luxation, cependant il n'existe ni l'une ni l'autre et le rapport de la clavicule avec le sternum persiste. Quand la fistule était ouverte, l'examen à la sonde a démontré que les extrémités articulaires étaient partout recouvertes de tissus mous, et il n'y avait pas de dénudation de l'os. Quelques médecins ayant vu le malade pensaient à un sarcome ; ensuite le diagnostic devint plus facile ; l'infiltration et la rougeur du coude disparurent, la fistule de l'articulation sterno-claviculaire se cicatrisa assez vite ; la tumeur énorme du dos se trouvant près de la clavicule gauche n'était que l'expression d'une scoliose nette, mais, les premiers jours, M. Sokoloff lui-même, qui avait eu déjà de nombreuses occasions de voir des cas de syringomyélie, a été indécis et a eu l'idée de la possibilité d'une erreur. Nous notons cette circonstance parce qu'elle prouve l'importance que peut avoir pour le chirurgien la connaissance d'un processus semblable.

Nous trouvons aussi très important de noter la mortification partielle de l'os, observée dans ce cas. Schelsinger fait observer que ces cas de nécrose limitée sont très caractéristiques pour la syringomyélie et ne s'observent qu'exceptionnellement dans le tabes. Il explique ce processus par la propagation de l'inflammation au périoste, qui périt dans une plus ou moins grande étendue et entraîne la nécrose de la partie d'os correspondante. MM. Gangolphe et Sokoloff ne pensent pas que les choses se passent ainsi et voici pourquoi : la nécrose seule du périoste, surtout de celui des extrémités articulaires, qui, comme on le sait, possède un riche réseau vasculaire, ne peut pas occasionner la nécrose de l'os. Il est plutôt probable qu'il se forme dans l'os des îlots nécrotiques, semblables à ceux observés sur la peau du malade, qui se produisent sans être occasionnés par un traumatisme. L'absence certaine du traumatisme est prouvée, non seulement par le récit du malade, mais aussi par cette circonstance que le bras était garanti par une couche épaisse de coton et suspendu dans une écharpe. Pendant les deux jours que le malade resta dans ces conditions, il se développa une mortification limitée de la peau. Une mortification semblable n'est pas impossible dans tous les cas où un fragment d'os est malade. Il est possible que la suppuration ait été liée à une nécrose locale semblable.

Nous avons déjà dit qu'au premier examen on n'a pas observé de craquements dans l'articulation du coude, alors même que cette articulation était fortement déformée, ce qui s'explique par l'absence des parties dénudées, et parce que l'on a constaté plus tard que les surfaces articulaires, quoique dépourvues de cartilage, étaient encore assez lisses et recouvertes de tissu conjonctif. L'apparition des craquements s'expliquait en partie par la diminution de l'exsudation, mais pouvait aussi être occasionnée par les foyers limités de mortification de l'os, et résulter de la perte considérable des parties molles qui les recouvrent et de la dénudation de l'os. Ce sont ces nécroses qui pouvaient être le point de départ du développement de la suppuration.

OBSERVATION VI
(Sokoloff, *loco-citato*)

Arthropathie du poignet droit. — Atrophie des muscles. — Pied valgus. — Anesthésie à la douleur. — Atrophie du deltoïde et des muscles interosseux.

Marie, paysanne, cinquante-trois ans, est entrée à

.l'hôpital le 10 avril 1896, avec douleurs au genou et au cou-de-pied, essouflements, palpitations, maux de tête. La température au jour d'entrée est de 38 degrés. le lendemain, 37°,7 et puis normale. Le pouls est de 112. A l'interrogation, la malade raconte ceci : Parents morts depuis longtemps. Mariée il y a trente-cinq ans, quatre enfants dont trois morts et une enfant âgée de dix-huit ans. Il y a sept ans, la malade était à l'hôpital à cause des douleurs et de l'enflure des articulations. Elle y resta deux semaines, mais la maladie dura un mois. Les premières douleurs et les enflures dans tous les membres ont apparu à l'âge de dix-huit ans où la maladie dura environ un mois. Puis les douleurs et la tuméfaction disparurent, sauf au poignet droit qui resta toujours enflé, depuis trente-cinq ans, sans empêcher toutefois la malade de travailler, malgré la modification avancée de l'articulation et la faiblesse de la main. — En ce moment, la malade ne vient pas à l'hôpital pour son poignet, mais pour des douleurs du genoux et du cou-de-pied qui ont commencé il y a un mois, tellement douloureuses que la malade fut obligée de garder le lit deux semaines.

A l'observation, on aperçoit de très grandes modifications du poignet droit (fig. 5). L'articulation est très enflée et la main déviée vers le cubitus. La circonférence du poignet droit est de 24 centimètres, tandis qu'à gauche elle n'est que de 16 cm. 50. Les doigts, sauf le pouce, sont en demi-flexion ; à l'index, il manque la phalangette et il ne reste qu'une très petite partie de l'ongle, qui est très modifiée.

L'ongle du pouce est plat et ridé avec des sillons transversaux. Les régions thénar et hypothénar sont aplaties. A la face dorsale de la main on voit une atrophie très nette des muscles interosseux. Le troisième et le quatrième doigt ont de petites cicatrices du côté palmaire. A l'extrémité

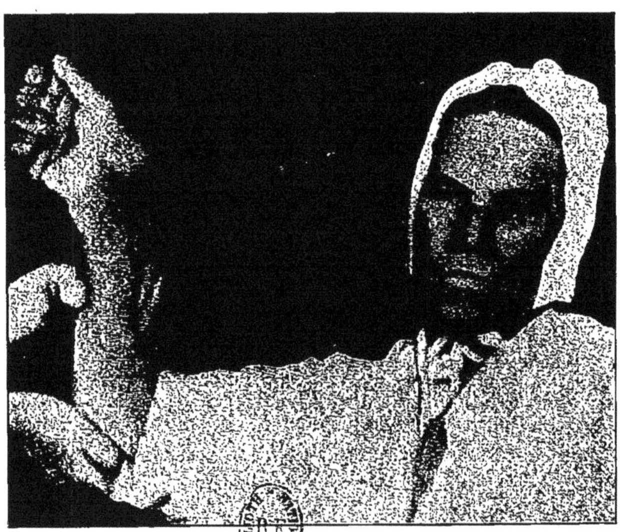

FIG. 5. — Observation VI.

inférieure du radius, on voit une petite cicatrice résultant d'une brûlure. Le poignet, comme nous l'avons dit, est très modifié, grâce à l'hypertrophie des os du carpe (pas de modifications du côté du radius et du cubitus). Ces modifications sont surtout appréciables du côté externe et diminuent du côté du cubitus. Après le redressement, le poignet prend la position normale, mais quand on le laisse, il reprend sa position vicieuse. En somme, il est difficile de dire quels sont les os modifiés. Il semble qu'aux surfaces articulaires du poignet, il existe un sac rempli d'os, modifiés, hypertrophiés, mobiles, mais articulés entre eux d'une telle façon qu'on ne peut pas changer leur place. Les mouvements passifs sont très larges, on entend des craquements; les mouvements actifs sont très limités, le poignet est affaibli. Du côté dorsal, le poignet est recouvert de veines dilatées. L'articulation du coude est un peu distendue par un liquide, mais pendant le séjour à l'hôpital, cette tuméfaction disparut.

D'après la malade, il y a sept ans, cette articulation était luxée ; les os ont changé de place, mais après une réduction tout est rentré dans l'ordre. — A son entrée à l'hôpital, on entend des craquements dans l'articulation du poignet et dans l'articulation scapulo-humérale. Au poignet gauche, pas de modifications appréciables, sauf la flexion des doigts, surtout du petit doigt. Les ongles sont plus déformés que sur le côté droit, les mouvements bien conservés. Sur le dos de la main, on voit plusieurs cicatrices. La plus grande siège au-dessus de l'omoplate droite ; l'autre, au-dessous de la région costale gauche ; le reste des cicatrices est dispersé par tout le corps, et la malade ne connaît l'origine, dit-elle, que de la plus grande cicatrice, qui provient d'un furoncle. — Sur la colonne vertébrale, on remarque une scoliose gauche, correspondant à la région cervicale. Tous les mou-

vements sont réguliers. Le sein droit est plus développé
que le gauche. Le genou droit est tuméfié et douloureux ;
le gauche n'est que douloureux mais, sous l'influence du
salicylate de soude, tout disparaît. Les deux pieds sont en
valgus, on aperçoit surtout ce valgus en regardant les pieds
par derrière. Le côté interne du pied est abaissé, tandis que
le côté externe est relevé ; la région plantaire est complètement effacée ; l'empreinte montre le pied plat caractéristique, mais la malade marche librement.

Une petite tache sur la cornée droite depuis l'âge de dix-
huit ans ; pas de nystagmus ; l'appétit a disparu ces derniers
temps ; le foie est douloureux ; l'urine est acide et légèrement albumineuse ; elle n'a pas ses règles depuis huit ans.

A la base du poumon droit, légère matité et râles mu-
queux. La malade tousse, la pointe du cœur bat dans le
sixième espace. A la pointe, on entend un souffle au premier temps, les artères sont un peu dures. Le pouls est
de 112.

La sensibilité tactile est conservée. La sensibilité à la
douleur est affaiblie sur le membre supérieur droit. La sensibilité thermique est partout assez bien conservée : ainsi,
sur les membres supérieurs, la malade peut distinguer deux
températures qui diffèrent de 3 degrés. La malade dit que
son bras droit est engourdi et elle ne distingue bien la différence de température qu'avec son bras gauche. Les muscles
deltoïdes et intercostaux de deux côtés sont atrophiés. Les
réflexes des biceps et triceps sont anormaux. Réflexe rotulien exagéré. Un peu de trépidation épileptoïde au pied. Pas
de signe de Romberg. Pas d'ataxie, le sens musculaire est
conservé.

Pendant son séjour à l'hôpital, les douleurs et les tumé-
factions articulaires ont disparu. La malade veut s'en
aller.

Le poignet ne s'est pas modifié, et la malade est partie le 13 mai. Bientôt elle rentre à l'hôpital pour sa maladie de cœur. A ce moment, il n'y a pas d'autres modifications sur le poignet. Vers le mois de juin, l'enflure a augmenté. La malade ne peut rien faire de cette main. Elle ne peut manger de cette main, mais peut faire encore, quoique difficilement, le signe de croix.

Dans ce cas, le processus a duré trente-cinq ans et son origine remonte à des douleurs rhumatismales.

OBSERVATION VII

(Sokoloff, *loco citato*).

Nécrose limitée de la peau du coude. — Arthropathie du coude gauche avec luxation du radius — Pseudarthrose du cubitus. — Brûlures. — Scoliose. — Anesthésie à la douleur et thermo-anesthésie des membres supérieurs.

Prasckovia... soixante-deux ans, cuisinière, s'est présentée à la consultation gratuite de l'hôpital, se plaignant d'une ulcération qui ne guérit pas, survenue à la suite d'un abcès du coude gauche. A l'observation on voit à l'extrémité supérieure du cubitus gauche une ulcération de forme ovalaire des dimensions d'une pièce de 10 centimes. Le contour de cette ulcération est recouvert de nombreuses cicatrices, la peau est épaissie, le cubitus est déformé depuis douze ans. La malade nie le traumatisme, elle s'est adressée dans différents hôpitaux de Moscou mais n'a pas eu de soulagements bien appréciables. Cette maladie ne la gênait pas beaucoup, elle n'allait chez le médecin que lorsque des complications survenaient, par exemple : suppurations, brûlures. La plupart des cicatrices proviennent d'abcès, quoique plusieurs grandes cicatrices soient causées d'après la malade par des brûlures ; on voit douze cicatrices de cette nature sur l'épaule gauche et une sur le radius gauche. La malade dit qu'elle est très sujette aux brûlures. Le coude gauche est épaissi grâce à la luxation en haut et en dehors et à l'hypertrophie du cubitus. La tête du radius luxée est très mobile, mais on ne peut pas la réduire et on peut supposer une modification des extrémités articulaires. A la pronation, à la supination, les mouvements de la tête du radius sont réguliers quoique anormalement étendus. L'extrémité supérieure du cubitus est aplatie, épaissie, élargie. Elle est mobile à la flexion et à l'extension du coude, mais les mouvements latéraux sont moins limités. Dans le tiers supérieur du cubitus existe une fracture dont on ne connaît pas l'époque de production, mais qui paraît ancienne, parce que les fragments sont unis par du tissu fibreux et à leur frottement on n'entend pas de craquements. L'hyperostose apparente du coude dépend de cette fracture. Les fragments sont mobiles, se mettent facilement à leur place normale, mais la quittent aussi facilement. La mobilité du coude est anormale dans la flexion, tandis que l'extension est exagérée et peut arriver jusqu'à 200 degrés. La mobilité latérale est conservée.

Toutes ces modifications se sont développées lentement et l'ulcération qui amène la malade à l'hôpital est survenue à la suite d'un abcès dont on ignore les causes.

Sur la région de la flexion du bras on voit plusieurs cicatrices, et sur le coude droit une cicatrice de brûlure.

Ordinairement l'avant-bras est un peu fléchi sur le bras, mais pendant les mouvements en général, et à l'élévation en particulier, il s'étend facilement.

Pas de modifications dans les autres articulations. Les doigts, les phalanges et les ongles ne sont pas déformés. Les médius droit et gauche ainsi que l'annulaire gauche, sont seuls un peu fléchis, mais cette flexion n'empêche pas les mouvements, même les plus délicats. La colonne vertébrale est incurvée à droite, dans la région dorsale, avec une grande scoliose dans la région de l'omoplate droite. La sensibilité tactile est normale. Diminution de la sensibilité à la douleur au bras gauche. La malade supporte bien les piqûres les plus profondes. La sensibilité thermique est émoussée sur le membre gauche ainsi que sur le droit.

Du côté gauche et dans tout le bras jusqu'au muscle deltoïde la malade ne distingue pas la différence entre deux températures variant de 20 degrés, du côté droit de 2 degrés. La malade fréquente les consultations. L'ulcère est guéri. Elle ressemble beaucoup à la nécrose de l'observation précédente.

La pseudarthrose, que la malade ne suppose pas, est très caractéristique.

OBSERVATION VIII

(Nissen, *Arch. f. Klin. Chirurg. et Mendel's Centralbl.)*

*Arthropathie de l'épaule gauche. — Scoliose. — Brûlures.
Abolition de l'olfaction et de l'odorat. — Fistule de la
région antérieure du bras gauche. — Thermo-anesthésie. — Opération. (Résection de l'épaule).*

A...., ouvrier, vingt-sept ans.

Antécédents personnels. — Pas de maladies graves dans son enfance. Le malade a commencé à marcher de bonne heure. A l'âge de treize ans, le malade s'est aperçu d'une déviation de la colonne vertébrale, mais il l'attribua à son travail, qui l'obligeait à soulever des poids très lourds ; plus tard, le malade sentit des douleurs dans la région sacro-lombaire. Aucun trouble dans les membres. A vingt et un ans, il était garçon d'écurie et plus tard mineur.

Pas de syphilis, pas d'alcoolisme. Neuf ans plus **tard**, le malade aperçut tout d'un coup, sans aucune cause appréciable, sur la région postérieure du bras gauche, plusieurs éruptions vésiculaires de différentes grandeurs, dont les unes avaient les dimensions d'une pièce de 5 francs, remplies d'un liquide clair. En quelques jours, ces vésicules disparurent en laissant à leur place des traces de cicatrices. Quelques semaines après, le malade était guéri.

Cinq ans plus tard, le malade tomba sur son épaule gauche et resta quelque temps sans connaissance. Le malade entre à l'hôpital, où on lui immobilise l'épaule malade. L'articulation scapulo-humérale est très tuméfiée, les mouvements sont limités, surtout l'élévation du bras. Quant à la douleur, elle n'est pas forte même dans les mouvements. Après cet accident, les mouvements deviennent de plus en plus limités.

En janvier 1891, le malade constate de nouveau l'apparition de vésicules de différentes dimensions aux bras, sur le dos et dans la région des omoplates. Les vésicules du dos disparurent en quatre mois et pendant cette période le malade n'accusa aucune douleur dans les régions indiquées.

En juillet 1891, le malade prend une congestion pulmonaire et reste à l'hôpital jusqu'au mois d'octobre. L'abolition des mouvements de son bras gauche, causée par l'arthropathie de l'épaule, les vésicules successives des différentes régions du corps ont obligé le malade à devenir l'hôte habituel de l'hôpital. En le questionnant, on apprend qu'il n'a jamais eu de troubles de la sensibilité thermique, de douleurs dans les membres supérieurs, ni de parésie musculaire ; tout ce qu'il accuse, c'est la diminution des mouvements du bras gauche.

On l'a traité successivement par le massage et l'électricité, enfin, après avoir subi plusieurs ponctions donnant un liquide clair, le malade est entré dans le service de M. le professeur von Bramann, Hallenzen Klinik.

Etat actuel. — A l'inspection, on découvre sur le corps du malade les nombreuses cicatrices dont on a parlé, une tuméfaction coniidérable de l'épaule gauche et l'absence complète de douleur dans les mouvements du bras gauche. Tout cela paraît indiquer l'origine nerveuse de cette affection.

La colonne vertébrale présente une scoliose à convexité gauche ; l'épaule droite est plus abaissée que l'épaule gauche ; l'omoplate droite s'est également abaissée et rapprochée de la colonne vertébrale ; le côté gauche du thorax est plus bombé que le côté droit, l'articulation de l'épaule gauche très tuméfiée, et la partie postérieure du deltoïde et du droit latéral sont également très augmentées de volume. La peau de la région postérieure du bras est en partie rougeâtre et en partie recouverte de nombreuses cicatrices. Sur l'omoplate gauche, on voit plusieurs taches violacées d'une moyenne de 20 centimètres de longueur sur 10 centimètres de largeur.

Les mêmes éruptions sont visibles sur l'omoplate droite. L'articulation scapulo-humérale est tuméfiée, et à la palpation, on sent une fluctuation nette. Le bras gauche est apte à de grands mouvements ; c'est ainsi qu'on peut faire glisser facilement la tête de l'humérus sous l'apophyse coracoïde d'un côté, et sous le muscle droit latéral de l'autre côté. Pendant ces mouvements on entend des craquements, même quand la tête de l'humérus ne sort pas de la cavité glénoïde.

Il semble que la face interne de la capsule articulaire soit recouverte de nombreuses nodosités et que la tête le l'humérus elle-même soit déformée et devenue cylindrique.

Dans la région antérieure du bras, le biceps est tuméfié et dur ; la peau est rouge et œdématiée. Aucune douleur aux mouvements passifs ; quant aux mouvements volontaires de l'épaule, ils sont peu changés.

L'abduction et l'adduction du bras sont presque normales tandis que l'élévation du bras n'est possible qu'avec l'élévation simultanée de l'omoplate. Aucun changement dans les mouvements du coude.

Les phalanges sont légèrement fléchies sur le métacarpe surtout la deuxième et la cinquième. Les régions thénar et interosseuse sont légèrement atrophiées. Les mouvements de la main gauche sont limités, surtout les mouvements fins des doigts.

Organes des sens. — L'olfaction est complètement abolie ; l'odorat surtout est à ce point disparu que le malade ne sent pas l'odeur de l'Assa Fœtida. L'accommodation et la réaction de la pupille sont normales.

Aucun trouble sensitif ni moteur aux membres inférieurs.

Aux membres supérieurs, ce sont les troubles sensitifs qui prédominent, les troubles moteurs sont moins marqués. La sensibilité tactile est normale, excepté dans les régions recouvertes de cicatrices. Du côté gauche, l'anesthésie est complète dans tout le membre supérieur, dans la partie inférieure de la joue et la nuque jusqu'à la dixième vertèbre dorsale. Elle n'est pas seulement cutanée, mais existe aussi bien dans les tissus profonds : périoste, os, de telle façon qu'en enfonçant une épingle dans les tissus jusque dans la profondeur de l'os, le malade n'accuse aucune douleur.

La *sensibilité thermique* est complètement abolie non seulement dans les régions sus-indiquées, mais encore dans les membres inférieurs du côté gauche, ainsi que dans les parties du côté droit correspondant à ces régions.

Le *sens musculaire* n'est pas aboli : le malade, les yeux fermés, exécute tous les mouvements qu'on lui ordonne. Les contractions faradiques sont conservées dans les muscles deltoïde, grand pectoral, triceps, dans les extenseurs et les interosseux.

Pas de troubles du côté de la vessie et du rectum. Le réflexe patellaire est exagéré. Signe de Romberg. Retard dans la perception de la sensibilité. *En résumé :* grande tuméfaction et rougeur de l'épaule gauche, recouverte d'un grand nombre de vésicules de dimensions très variables, avec un contenu clair et transparent. Cette rougeur n'a pas les caractères de l'érysipèle, et les recherches bactériologiques du liquide retiré de ces vésicules est absolument stérile, de sorte qu'on ne peut supposer une origine infectieuse.

Il s'agit donc de l'inflammation chronique d'une grande articulation qui, d'après les recherches cliniques, résultait d'une syringomyélie. L'articulation scapulo-humérale est, comme nous l'avons vu, tuméfiée et en quelques jours on voit apparaître une fistule au milieu du bras gauche après l'amincissement progressif de la peau. La fistule passe au-dessous du muscle biceps et s'ouvre dans l'articulation. Elle donne un liquide trouble. Dans cette articulation, on a trouvé 20 ou 30 corps ovalaires de la grandeur d'un pois. Ces corps sont durs, blancs et lisses.

Les recherches bactériologiques du liquide obtenu par la fistule ont donné des résultats négatifs, et l'inoculation du même liquide à deux cobayes est restée aussi négative.

La sécrétion de cette fistule devient si considérable qu'on se décide à intervenir. L'*opération* (résection de l'épaule) est faite par M. le professeur von Bramann, au mois de juin 1892. On ouvre l'articulation de l'épaule *sans anesthésier le malade;* à l'incision de la capsule, on voit s'écouler un liquide trouble, et dans cette plaie on trouve trois corps lisses de dimension d'une cerise. La capsule articulaire est épaissie. La tête de l'humérus est déformée et recouverte de nombreux corps de consistance dure et de dimensions variables.

La circonférence de la tête de l'humérus est augmentée. La cavité glénoïde est augmentée elle aussi, et mesure de 7 à 8 centimètres de long sur 3 à 4 centimètres de large. Elle est recouverte, comme la tête de l'humérus, par des granulations de même nature. Le tissu compact de l'os est augmenté, tandis que la substance spongieuse est diminuée. La capsule articulaire est épaissie (7 à 8 millimètres); elle est d'une coloration rougeâtre, et sa face interne est recouverte de nombreuses granulations. Dans l'épaisseur de cette capsule, on trouve des plaques osseuses dont les dimensions varient de la grandeur d'une pièce de 5o centimes à celle d'une pièce de 2 francs. Après l'incision de la capsule et de la fistule, la plaie est drainée et tamponnée, puis le bras immobilisé dans un pansement Pendant toute la durée de l'opération, le malade n'a rien senti. Une petite syncope pendant le pansement.

2 juillet. — Le pansement est enlevé et on ne laisse qu'un drain dans la plaie.

7 juillet. — Pas de fièvre, le malade se porte bien.

8 juillet. — Le malade est guéri et sort de l'hôpital ; on lui recommande des massages et des mouvements du bras.

OBSERVATION IX

(Nissen, *loco citato.*)

*Arthropathie de l'épaule gauche. — Thermo-anesthésie. —
  Abolition de la sensibilité à la douleur. — Vésicules.
  — Scoliose.*

J. U..., quarante-trois ans, ouvrière.

Antécédents héréditaires. — Pas de tuberculose, pas de
maladies nerveuses. Toute jeune, elle a eu la rougeole.
Mariée à vingt et un ans, elle a eu seize enfants, dont huit
sont morts et les autres bien portants. Pas d'avortement, pas
de syphilis. C'est à l'âge de seize ans que la malade a commencé à sentir des fourmillements dans les doigts de la
main gauche qui remontaient dans tout le bras.

Plusieurs mois après apparaissent des panaris sur les
doigts. L'année suivante, la malade a eu plusieurs fois sur
les doigts des ulcérations qui n'ont pas été douloureuses.
mais duraient longtemps. Trois ans après, la malade se
sentit tout à coup une grande vésicule sur l'omoplate
gauche.

Cette vésicule dura peu et laissa à sa place une cicatrice.
En même temps, la malade s'aperçoit qu'elle ne sent, avec
sa main gauche, ni la chaleur, ni le froid.

Au mois de novembre de l'année suivante, la malade a
vu survenir, sans aucune cause appréciable, une tuméfaction
considérable de l'épaule, tandis que les mouvements de
l'épaule et du coude devenaient difficiles et douloureux. Les
articulations du poignet et des doigts sont indemnes. La
tuméfaction siège non seulement sur l'articulation, mais
encore sur la région antérieure du bras. L'élévation du bras

est impossible. La réaction de la pupille et l'accommodation sont normales. Les troubles nerveux n'existent qu'à gauche.

La sensibilité tactile est abolie sur le bras du côté gauche et ne subsiste que sur une petite zone du tiers inférieur de l'avant-bras ; elle a disparu aussi sur le dos jusqu'à la cinquième vertèbre cervicale. La sensibilité de la peau, du périoste et de l'os est abolie dans les mêmes régions. Aux membres inférieurs, la sensibilité, la motilité et les réflexes sont indemnes.

Rien du côté de la vessie et du rectum. L'articulation de l'épaule gauche est tuméfiée et infiltrée. La capsule articulaire est épaissie et élargie de telle façon qu'on peut imprimer à la tête humérale des mouvements très larges et même la luxer sous l'apophyse coracoïde. Ces mouvements font entendre des craquements. La tête de l'humérus est devenue cylindrique et les mouvements passifs sont douloureux. L'élévation du bras n'est possible qu'avec l'élévation simultanée de l'omoplate. Le bras gauche est enflé et la différence de circonférence entre les deux bras est de 3 à 5 centimètres. Le muscle biceps est œdématié, et la peau de cette région est rouge, œdématiée elle aussi et indurée. La main gauche a subi des modifications caractéristiques ; les phalangettes sont raccourcies et élargies ; les ongles des trois premiers doigts présentent des ulcérations de dimensions variables. Les phalanges sont en légère flexion.

Sur le dos, dans la région des omoplates, on voit des éruptions violacées, ainsi que des cicatrices. La plus grande de ces cicatrices présente les dimensions suivantes : longueur, 12 centimètres ; largeur, 4 centimètres. Le sens musculaire est peu changé. Cette région présente aussi des troubles de la sensibilité thermique et tactile. La colonne vertébrale présente une scoliose gauche et des scolioses de compensation en haut et en bas du côté droit.

La tuméfaction du bras est traitée par le repos, l'électricité et l'iodure de potassium.

La malade est guérie et reprend son travail.

OBSERVATION X

(Nissen, *loco citato.)*

Arthropathie du coude droit. — Hypertrophie de l'extrémité inférieure de l'humérus et de l'olécrâne. — Arthropathie et luxation de l'épaule gauche. — Hypertrophie de l'apophyse coracoïde. — Scoliose. — Déformations des doigts et des ongles. — Thermo-anesthésie.

H. H..., jardinier, âgé de cinquante-cinq ans.

Antécédents personnels. — Pas de maladies nerveuses, pas de tuberculose. A cinq ans, le malade a eu la diphtérie, mais il en guérit très bien. Jusqu'à son entrée à l'hôpital, il n'a présenté aucun trouble de la sensibilité. Pas d'anesthésie, ni troubles de la sensibilité thermique. Le malade dit avoir aperçu, pendant les premières années où il exerçait sa profession, de petites ulcérations sur les doigts qui ne l'empêchaient point de se livrer à ses travaux, mais plusieurs années après, il constata que ses doigts s'élargissaient en même temps qu'ils diminuaient de longueur. En 1888, le malade est tombé sur son *coude droit* d'une hauteur de 2 m. 50. Après cet accident, qui ne détermina qu'une légère contusion du coude, ce malade put reprendre son travail. Mais huit jours après, le coude se tuméfiait et le malade était obligé d'aller trouver un médecin, qui lui fit « plusieurs incisions ». La douleur, l'insomnie et la fièvre ne cessent pas, et le malade entre à l'hôpital et y reste jusqu'au 13 mars. On a drainé la plaie du coude. A sa sortie, le malade s'aperçoit que, sans cause appréciable, il ne peut pas lever son bras comme d'ordinaire Il ne ressent à ce moment aucun trouble du côté de la vessie ni du rectum. Au mois de février 1892, le malade se porte bien, les bruits du cœur sont normaux, le pouls fort et régulier. Au poumon, à l'auscultation et à la percussion, rien d'anormal ; pas de signe de Romberg.

La colonne vertébrale présente une scoliose droite dans la région dorsale ; dans la région lombaire, une scoliose de compensation du côté gauche. Le thorax est bombé du côté droit. Le bras droit est en légère flexion, les mouvements sont très limités. La peau est épaissie et œdématiée. L'index est en légère flexion et les mouvements de ce doigt sont limités. La phalangette est très raccourcie et l'ongle n'a qu'une longueur de 1/2 centimètre. Sur la phalange existent des ulcérations parsemées de granulations grises. Sur le troisième et le cinquième doigt, l'ongle est déformé. Le quatrième n'a rien de particulier. Les muscles de l'avant-bras sont atrophiés. L'olécrâne est augmenté de volume. Les mouvements de pronation et supination sont limités. Sur la région antérieure du bras, on aperçoit une éruption qui s'étale sur le biceps atrophié. Le coude, de son côté postérieur, est recouvert de cicatrices opératoires. L'extrémité inférieure de l'humérus est hypertrophiée et déformée. L'avant-bras est fléchi sur le bras et on entend des craquements en imprimant des mouvements de l'avant-bras sur le bras.

Rien d'anormal sur l'épaule ; les muscles sont bien développés.

Du côté gauche, les muscles de l'épaule sont atrophiés, le bras est en abduction et semble allongé. Les doigts, sauf le médius, sont bien conservés. Ce dernier (le médius) est plus gros que les autres, alors que la phalangine est raccourcie.

La peau des doigts et de la main présente des ulcérations.
La pronation et la supination, ainsi que l'extension et la
flexion, sont normales. L'épaule est distendue par un liquide,
la tête de l'humérus ne se trouve pas dans la cavité glénoïde et le bras présente des mouvements passifs anormaux, si bien qu'on peut la luxer sous l'apophyse coracoïde jusqu'au muscle grand dorsal. La tête de l'humérus
est déformée. La cavité glénoïde semble allongée et élargie.
L'apophyse coracoïde est épaissie et, à la partie inférieure
de la cavité glénoïde, s'élève une exostose, d'une forme cylindrique, dont les dimensions sont de 4 centimètres de longueur sur 2 centimètres de largeur ; on entend des craquements aux mouvements de l'épaule. L'élévation du bras est
impossible sans l'élévation simultanée de l'omoplate. Sur la
face antérieure de l'épaule et du muscle deltoïde, on aperçoit une tuméfaction sphérique, qui est augmentée par le
muscle deltoïde contracté et hypertrophié. Les sensibilités
tactile et thermique sont peu changées. Sur l'omoplate, la
clavicule et l'humérus, la sensibilité des os est diminuée.
En enfonçant dans l'épaisseur du tissu osseux une épingle,
le malade n'accuse aucune douleur. Retard dans la perception de la sensibilité.

A gauche, la sensibilité tactile et la sensibilité à la douleur
ne sont pas changées. La sensibilité thermique est abolie
dans la région du bras gauche.

OBSERVATION XI

(Communiquée par M. le professeur Charcot.)

*Atrophie musculaire progressive. — Troubles dissociés
de la sensibilité.— Scoliose.— Panaris. — Arthropathies
(épaule, coude).*

Marie F..., quarante-huit ans, passementière.

Antécédents héréditaires. — Ils sont peu intéressants. Père mort à quatre-vingt un ans. Mère morte d'une tumeur cancéreuse abdominale. Un frère et une sœur bien portants.

Antécédents personnels. — Rachitisme pendant l'enfance; réglée à dix-sept ans, mal réglée jusqu'à vingt-quatre ans, elle a eu une pleurésie gauche.

Début de la maladie actuelle. — L'affection de F... aurait commencé en 1879, il y a deux ans (à cette époque la malade avait 38 ans), par une sensation de courbature, de fatigue générale qui aurait persisté pendant six mois. Puis au bout de ces six mois elle a eu quelques douleurs passagères dans la nuque et dans la tête, qui semblent avoir modérément attiré son attention. En même temps, elle s'aperçut de l'amaigrissement de ses mains, et elle remarqua qu'il existait à leur niveau, surtout à l'éminence thénar des secousses singulières, assez fortes pour lui faire croire que c'était les battements du pouls. Elle entre alors, en 1880, à Lariboisière, service de M. le professeur Jaccoud, qui fit le diagnostic d'atrophie musculaire progressive. Dans le courant de cette année (1880) les avant-bras et les bras sont progressivement envahis par l'atrophie, en mêmetemps qu'ils sont agités de secousses fibrillaires. En 1882, trois ans après le début, elle entra à la Salpêtrière ; à cette époque, le processus atrophique des membres supérieurs semble avoir évolué ; le volume des bras est resté stationnaire, il était à ce moment ce qu'il est aujourd'hui. Mais une ankylose progressive des deux articulations scapulo-humérales est venue s'ajouter au tableau clinique que présentait la malade. On ne note pas de troubles urinaires. La santé générale est bonne.

En 1884, cinq ans après le début de la maladie, survinrent autour des ongles des orteils, des deux côtés, des *tour-*

nioles, qui amenèrent la chute de six ongles ; ceux-ci ont repoussé un peu irrégulièrement. A la même époque, on constata des phénomènes analogues à l'index gauche.

État actuel. — Femme de petite taille, amaigrie, mais d'une bonne santé habituelle. Toutes les fonctions générales s'accomplissent bien. Coustipation ordinaire. Vue, ouïe, odorat, normaux.

A.—*Symptômes d'atrophie musculaire; troubles moteurs.* — 1° *Membre supérieur droit.* — Amaigrissement général des muscles de la main, de l'avant-bras et du bras. Le bras pend le long du corps, fixé dans cette situation par l'ankylose de l'épaule et peut-être aussi du coude. Les seuls mouvements possibles sont l'extension du médius et de l'index. Le deltoïde est très atrophié, le grand pectoral respecté, ainsi que les muscles du tronc, d'une façon générale. L'avant-bras et la main sont en pronation forcée. Secousses fibrillaires.

2° *Membre supérieur gauche.* — Même situation que le bras droit; il y a ankylose complète de l'articulation scapulo-humérale. L'articulation du coude est le siège de craquements très marqués. L'avant-bras et la main sont en pronation forcée. Le mouvement d'extension de la main sur l'avant-bras est possible, mais les mouvements des doigts pris individuellement sont impossibles. Le relèvement ordinaire en extension de la main lui donne l'aspect de la *main de prédicateur* ; on peut la considérer comme un prototype de prédominance d'action du radial. L'atrophie musculaire est des plus évidentes, il y a des secousses fibrillaires.

Membres inférieurs. — Pas d'atrophie musculaire. Réflexe rotulien exagéré des deux côtés, sans trépidation spinale.

Réaction électrique. — On a exploré électriquement les muscles atrophiés de la main, de l'avant-bras, du bras, de l'épaule, et on y a constaté une réaction de *dégénérescence* partielle.

B. — *Examen de la sensibilité.* — 1⁰ *Au contact.* — Elle est partout conservée. La sensibilité articulaire et le sens musculaires sont normaux. Les diverses muqueuses ont leur sensibilité normale, il n'y a aucun trouble de sens spéciaux.

2⁰ *A la douleur.* — Elle est normale aux membres inférieurs, au tronc jusqu'au niveau de la ligne mammaire, à la tête et au cou; il en est de même pour les parties correspondantes de la face postérieure du corps. L'*analgésie* est complète aux deux mains, aux avant-bras et aux bras, dans l'étendue de trois à quatre travers de doigts au-dessus du pli du coude. La sensibilité douloureuse est obtuse sur le reste du bras, sur la partie antérieure du thorax et sur la partie correspondante de la face postérieure. Quelque temps après la confection du schéma, il y a eu certaines variations dans la distribution de l'analgésie; ainsi, il n'y a plus analgésie absolue; au contraire, sur le bras droit on rencontre même quelques plaques douloureuses.

3⁰ *A la chaleur.* — La température de 100 degrés est nettement perçue et douloureusement au niveau des bras et des avant-bras. A partir de 63 degrés et au-dessous, la sensation de la chaleur n'est plus perçue au niveau des mains et avant-bras, jusqu'à deux ou trois travers de doigts au-dessus de l'articulation du coude. A partir de ce niveau et dans toutes les régions où la sensibilité de la douleur est obtuse, la sensation de chaleur, à partir de 50 degrés, est seule perçue. La sensibilité thermique est normale dans tout le reste du tégument.

4⁰ *Au froid.* — La sensibilité au froid, examinée à l'aide d'un fragment de glace promené sur le corps, est complètement abolie aux mains, aux avant-bras et aux bras. Lors d'une première exploration on avait trouvé une thermo-anesthésie absolue sur la poitrine et la partie correspondante du dos; un examen ultérieur démontra que l'application de glace sur la poitrine était perçue en tant que froid. Il y a donc une variabilité dans la distribution de la thermo-anésthésie, qu'on peut observer d'un jour à l'autre; elle peut ne pas être la même pour le chaud et le froid.

C. — *Troubles trophiques* (non musculaires). — La malade présente une *légère scoliose* de la région dorsale, dont la convexité est tournée à droite. De plus elle a eu une série de panaris aux orteils et aux doigts. Enfin, elle a eu des arthropaties (épaules, coudes), dont quelques-unes ont amené une ankylose.

OBSERVATION XII

(Communiquée par M. Chipault.)

Troubles trophiques cutanés à forme de maux perforants. — Atrophie musculaire. — Anesthésie douloureuse et thermique. — Tremblement. — Ostéo-artropathie des membres inférieurs.

Le nommé M... Auguste, âgé de quarante-sept ans, entre le 10 octobre 1889, dans le service de M. Trélat, à la Charité, salle Velpeau.

Les renseignements sur les antécédents héréditaires nous font absolument défaut ; le malade n'a guère connu sa famille. Comme antécédents personuels, nous relevons fièvre typhoïde à l'âge de dix-sept ans, puis des fièvres intermittantes et la dysenterie en Algérie et au Tonkin. Le malade nie la syphilis, les excès alcooliques. La maladie actuelle aurait débuté il y a quatre ans par l'atrophie musculaire de l'éminence hypothénar droite. Cette atrophie s'est accentuée rapidement ; il y a deux ans environ le malade a dû être licencié parce qu'il ne pouvait plus tenir son fusil. A cette époque l'atrophie s'était étendue à l'éminence thénar et aux muscles de l'avant-bras ; en même temps débutait celle de la main gauche. Les troubles de la sensibilité paraissent remonter à la même époque et avoir débuté par les membres inférieurs ; en effet, il y a quatre ans, un pieu s'enfonça dans la partie antérieure de la jambe droite, déterminant une plaie profonde sans que le malade eût ressenti la moindre douleur. En outre, on trouve aux pieds et surtout aux mains, des cicatrices de brûlures remontant à des époques diverses et qui ont toutes été indolores. Les troubles trophiques ne dateraient pas, d'après le malade, de plus d'une année.

Etat actuel. — Ce qui frappe lorsqu'on examine le malade, étendu dans son lit et au repos, c'est l'atrophie des extrémités supérieures et les troubles trophiques des membres.

A. *Membres supérieurs*. 1° *Droit*. — L'atrophie est surtout marquée à la main et à l'avant-bras droits. C'est une véritable *main de singe* : les éminences thénar et hypothénar ont disparu ; à la face dorsale, on voit saillir les métacarpiens, et entre eux deux profonds sillons longitudinaux dus à l'atrophie des interosseux. L'avant-bras est également très amaigri, manifestement atrophié ; cette atrophie cesse au niveau du coude et paraît surtout marquée à la partie interne.

2° *Gauche*. — La main et l'avant-bras gauches reproduisent ce qu'étaient la main et l'avant-bras droit il y a un an ou deux. L'éminence hypothénar est de ce côté complètement détruite, mais l'éminence thénar paraît à peu près normale, les métacarpiens ne sont pas visibles à la face dorsale de la main, et l'avant-bras ne paraît pas atteint. Il n'y a pas l'aspect de main de singe de ce côté.

Troubles trophiques. — Aux membres supérieurs, il y a un certain nombre de troubles trophiques cutanés et des cicatrices de brûlures datant de différentes époques. La peau des doigts de la main droite est amincie, ridée, longitudinalement desséchée; cet aspect s'étendait jusqu'à mi-hauteur de la face dorsale de la main ; à la face palmaire, il existe une cicatrice profonde au niveau de la première phalange du petit doigt. A la main gauche, l'aspect de la peau des doigts est à peu près le même, mais moins marqué. La face palmaire est criblée de plaies siégeant au niveau des première et deuxième phalanges du pouce, de la première phalange de l'index, des seconde et deuxième phalanges du médius, de la première phalange de l'annulaire ; il y a encore une plaie siégeant à la paume de la main, au niveau de la tête du deuxième métacarpien. La plupart de ces ulcérations sont consécutives à des brûlures non senties, mais deux, au dire du malade, celle de la première phalange de l'index et celle de la deuxième phalange du médius, seraient *spontanées*. Elles ont, en effet, un aspect différent, sont circulaires et plus profondes et présentent les véritables caractères du mal perforant.

B. *Membres inférieurs.* — Il n'y a pas d'*atrophie musculaire* appréciable à la vue du côté des membres inférieurs ; mais les *troubles trophiques* sont encore plus accentués; ils ne remontent pas au-dessus du genou, mais restent limités à la jambe et au pied.

1° *Coté droit.* — Au niveau de l'épine du tibia, il y a une ulcération due à un coup; à la partie moyenne et antérieure de la jambe, sur la face interne du tibia, on constate une longue cicatrice irrégulière, adhérente en partie à l'os, enfin une troisième cicatrice, due également à une plaie à la face antérieure de la région du cou-de-pied. Le gros orteil, au niveau de la portion plantaire de son articulation phalango-phalangienne, présente un mal perforant type, spontané, pénétrant jusque dans l'articulation.

Dystrophie unguéale caractérisée par une striation transversale à étages et une disparition de l'ongle du gros orteil.

Tout le pied paraît raccourci dans le sens antéro-postérieur, empâté, sous une peau tendre, lisse et pigmentée. Les tissus sous-cutanés sont durs, sclérosés, et il y a des *lésions articulaires manifestes* du tarse postérieur. Tous les orteils raccourcis et épaissis sont déviés en dehors au niveau de leur articulation métatarsienne, où il existe un durillon situé à la partie interne ; les autres orteils sont déviés au niveau de leurs articulations phalango-phalangiennes dans le sens vertical.

2° *Côté gauche.* — Cicatrices de brûlures de la face antérieure du tibia ; même aspect du pied, mais ici tous les orteils sont déviés verticalement, le petit orteil est presque complétement détruit, réduit à un moignon minime. A la face plantaire, mal perforant superficiel, au niveau de la tête du premier métatarsien et de la pulpe du gros orteil. Cicatrices de maux perforants, un peu en arrière de la tête du premier métatarsien et au niveau des têtes des deuxième et troisième métatarsiens.

Motilité. — La force musculaire est très diminuée du côté de la main droite ; le malade a une grande difficulté de rapprocher le pouce des autres doigts, et par conséquent de saisir des objets lourds ou très petits ; il a aussi de la peine à fléchir les doigts dans la main ; au contraire, l'extension est parfaite à l'état de repos, les doigts sont bien étendus et, lorsqu'on fléchit les deux dernières phalanges sur les premières, celles-ci repoussent très bien la main qui vient de les maintenir fléchies.

Le poignet ne tombe pas, même lorsque le malade porte un objet dans sa main. La flexion du bras est forte et normale comme direction. Les mêmes phénomènes existent du côté gauche, mais sont très atténués.

La marche est normale ; les mouvements du pied et de la jambe, ainsi que ceux des orteils, s'exécutent normalement. L'empreinte de la marche n'a rien révélé de particulier. Lorsque le malade est complètement étendu au repos, il n'a pas de tremblements, mais si on le touche, surtout si l'attouchement est léger, le membre touché d'abord, puis les autres membres sont affectés d'un tremblement total à grandes oscillations perpendiculaires au plan du lit et assez fréquentes. Les tremblements surviennent plus vite et plus fort lorsqu'on a touché le membre supérieur droit. La marche ne détermine pas ces tremblements.

Ils cessent, lorsqu'après avoir touché légèrement le malade, on le frappe assez vigoureusement.

Lorsqu'il est assis sur le bord d'un siège élevé, le tremblement n'existe pas, et son début par un simple contact est alors très net. Les réflexes tendineux sont normaux.

Sensibilité. — L'examen des troubles de la sensibilité montre qu'ils s'étendent du côté des membres supérieurs jusqu'au-dessous du coude, et du côté des membres inférieurs jusqu'au-dessus du genou ; avec la même distribution , ils sont plus accentués du côté gauche, que du côté droit ; de plus, aux membres supérieurs, les troubles de la sensibilité sont plus manifestes du côté externe de l'avant-bras que du côté interne. — La *sensibilité au contact*, dans ces régions, est absolument conservée, et même exagérée à l'avant-bras droit : le chatouillement très léger et superficiel est des plus désagréables au malade, de même que le frôlement des poils de la région.

A la main et à l'avant-bras gauche, aux membres inférieurs, dans les limites indiquées, la sensibilité au tact est normalement conservée et non exagérée. Il en résulte que le malade sent très bien le sol quand il marche et les objets qu'il prend. — La *sensibilité à la douleur* est au contraire totalement abolie dans les zones que nous avons indiquées ; la piqûre profonde d'une épingle ne révèle aucune douleur. L'analgésie existe depuis plusieurs années, nous avons en effet décrit des cicatrices de plaies survenues sans douleur et toutes indolores —La *thermo-anesthésie* existe également, de la façon la plus nette, dans les mêmes régions ; elle remonte également à une époque assez éloignée, le malade s'est brûlé nombre de fois sans le savoir : il porte des cicatrices de brûlures ; des pointes de feu qu'on lui avait appliquées sur le cou-de-pied droit, pendant qu'il était au régiment, ont été senties comme simple contact.

Il n'y a pas de troubles de la sensibilité du côté du bras, des cuisses, du tronc, de la face.

Il n'y a pas le moindre *trouble sensoriel*.

La vision est normale. Le malade présente de l'ectropion de la paupière inférieure de l'œil gauche. Pas de phénomènes cérébraux.

Pas de troubles sphinctériens, ni vésicaux, ni rectaux.

OBSERVATIONS XIII (résumé).

Targowla (Nouvelle iconographie de la Salpêtrière, 1894).

Monoplégie brachiale. — Dissociation de la sensibilité. — Arthropathies multiples. — Luxation spontanée de l'épaule droite. — Cypho-scoliose. — Déformations cicatricielles des doigts. — Dermographisme. — Troubles de la sécrétion sudorale.

P..., Félix, cinquante-deux ans, paveur, né à Rodez; n'a connu ni son père ni sa mère. Variole à huit ans. Ancienne maladie nerveuse; pas de syphilis. Céphalalgie fréquente. Marié à trente-trois ans, a eu deux enfants, dont un est mort; un garçon de treize ans, nerveux.

Lésions articulaires. L'épaule droite est augmentée de volume, avec un aspect globuleux; la circonférence passant par l'aisselle et au niveau du bord de l'acromion est de 43 centimètres; la même circonférence à gauche est de 37 centimètres; la peau n'est pas tendue; pas d'œdème ni d'infiltration musculaire; l'axe antéro-postérieur est augmenté. Au moment de l'examen, la tête de l'humérus restait dans la cavité glénoïde; quinze jours plus tard, elle est en luxation postéro-externe; en élevant le bras, on produit facilement la luxation de la tête en bas. A la palpation la tête de l'humérus paraît inégale, érodée; la cavité articulaire semble déformée et élargie. On entend des craquements très manifestes à chaque mouvement du bras. Il n'y a aucune douleur, ni spontanée, ni au moment où l'on produit la luxation.

Le coude droit est augmenté de volume; on sent à la

palpation de la déformation des surfaces articulaires et de l'infiltration dans la gaine tendineuse du triceps.

Le *poignet* est augmenté de volume; vaginite des gaines tendineuses de l'avant-bras.

A l'épaule gauche, on entend des craquements articulaires,

Raideur articulaire de la hanche gauche. Altération des nombreuses petites articulations des deux mains; relâchement de l'articulation de la 1re et de la 2e phalange du pouce droit; même relâchement au pouce gauche; enkylose de l'articulation de la phalangette de l'index droit; la phalangette du médius est épaissie; mouvements anormaux dans l'articulation de la 2e et de la 3e phalange du petit doigt droit.

Cypho-Scoliose. — Il existe une déformation du tronc avec gibbosité droite et postérieure; la déformation est provoquée par une scoliose à courbure dorsale droite et une cyphose droite; il existe également une légère voussure en avant. La courbure n'intéresse que le segment dorsal du rachis, on ne voit pas de courbure compensatrice. La marche n'est pas gênée par la difformité; il traîne légèrement les jambes par suite de faiblesse musculaire, mais il n'y a pas de claudication; il se sert d'une canne. Il n'affectionne pas la situation couchée parce qu'elle provoque la toux, on peut exagérer et redresser la courbure dorsale; ces mouvements n'occasionnent aucune douleur.

Etat général. — Appétit et fonctions digestives bonnes. Bronchite chronique, râles disséminés, bruits cardiaques voilés, foie augmenté de volume, faiblesse des jambes. Ni sucre ni albumine dans l'urine. Etat psychique un peu déprimé, pleure facilement.

Un mois plus tard. — L'état du malade a peu changé; l'impotence du membre supérieur droit persiste, la laxité de l'épaule paraît un peu diminuée; la destruction de la sensibilité paraît également légèrement modifiée, la sensibilité tactile esthétique est améliorée au niveau de la main et de l'avant-bras; l'anesthésie thermique et au poids persistent.

OBSERVATION XIV

(M. Toucher, *Revue neurologique*, n° 1, 1901).

*Dissociation syringomyélitique de la sensibilité.
Arthropathie de l'épaule droite.*

V..., vingt et un ans.

Antécédents héréditaires. — Seul survivant de six enfants tous morts en bas âge. Parents morts avant cinquante ans.

Antécédents personnels. — A neuf ans, adénite cervicale pendant plusieurs mois. Même époque, rhumatisme noueux (genoux) pendant six mois. Depuis lors, rhumatisme tous les hivers. A quatorze ans, douleurs de croissance très accusées. Jamais de symptômes pulmonaires. De quatorze à vingt ans, le malade exerce la profession de typographe, sauf une interruption de six mois à dix-sept ans, toujours pour douleurs rhumatoïdes. A vingt ans, avril 1899, sensation de pesanteur des membres inférieurs, disparaissant après quelques heures de lit et réapparaissant dès le lever. Pas de troubles sphinctériens.

Juillet 1899. — Le malade va aux bains de mer. Disparition spontanée au bout d'un mois de la parésie des membres inférieurs.

Août 1899. — Le malade s'aperçoit qu'en nageant il lui était impossible d'allonger le bras droit, qui semblait serré par des courroies et fixé le long du corps. A la même époque, sensation de cuisson constante sur les deux épaules ; cette cuisson s'étendait un peu sur les deux faces du thorax, mais ne gagnait pas le bras. Sur la zone douloureuse, la peau était rouge et désquamait.

Septembre 1899. — Reprise du travail. Il existait alors une paralysie flasque intermittente des muscles de l'épaule qui apparaissait après quelques minutes de travail. Le bras tombait et ne pouvait être soulevé, les mouvements du coude et de la main persistaient.

Le malade saisissait alors le barreau de sa chaise, laissait tomber le corps du côté opposé à l'épaule malade et, grâce à cette sorte d'élongation, retrouvait la possibilité de continuer son travail. A la même époque, il arriva au malade de se couper la main droite sans s'en apercevoir.

Novembre 1899. — Progrès de l'impotence du membre supérieur. La main est le siège d'un fourmillement constant. Quant le bras est fatigué, non seulement l'épaule se paralyse, mais la main s'ouvre sans qu'il soit, pour quelque temps, possible de la fermer. Le malade entre à l'hôpital, où l'on électrise l'épaule et le bras. Le courant n'était perçu qu'au niveau de l'avant-bras et du dos de la main. L'épaule, le bras, la paume de la main étaient frappés d'anesthésie.

Décembre 1899. — Apparition de douleurs dans les deux mollets. Le genou droit présentait depuis longtemps un point douloureux fixe et constant, reliquat du rhumatisme noueux de l'enfance. On nota à l'hôpital de l'hydarthrose de ce genou. A la même époque apparurent des douleurs partant des orteils, suivant toute la hauteur des membres inférieurs, atteignant la hanche gauche. Ces douleurs disparaissaient par le repos au lit.

Janvier 1900. — Violente névralgie faciale gauche occupant

le front, la joue, la mâchoire, n'envahissant pas le cuir chevelu, s'accompagnant de tuméfaction et d'exagération de la sécrétion sudorale de la moitié correspondante de la face. Au moment de la crise douloureuse, l'œil se fermait et le malade avait une sensation lumineuse subjective qu'il compare à une lampe électrique à arc. A la même époque, il existait dans la région sterno-mastoïdienne droite un paquet ganglionnaire qui gênait la rotation de la tête. L'épaule était toujours atteinte de la même impotence, les mouvements de la main étaient normaux. Les douleurs des membres inférieurs avaient disparu. Seule la douleur du genou droit persistait et ne permettait pas la flexion de la jambe. A cette époque on appliqua sur l'épaule des pointes de feu qui ne donnèrent qu'une sensation de contact. Des pointes de feu appliquées sur le bras ne donnèrent au moment même qu'une sensation de contact, mais le soir la sensation douloureuse apparut peu à peu quoique très atténuée.

Février 1900. — Le malade entre dans un service de chirurgie, où l'on diagnostique, une arthrite chronique scapulo-humérale compliquée d'atrophie musculaire.

Quand le malade entra à Brévannes dans l'été 1900, il portait un appareil plâtré de Hennequin, qui lui immobilisait l'épaule.

Etat actuel (août 1900). — Malade de petite taille, peu musclé. Rien à la face.

Atrophie notable du membre supérieur droit par rapport au membre supérieur gauche, bien que le malade soit droitier. Tous les muscles du membre supérieur droit sont notablement moins volumineux, mais la différence porte surtout sur le biceps et le deltoïde. L'atrophie du deltoïde droit rend très visible la déformation de la tête humérale qui est très augmentée de volume. Dans le service de chirurgie, on avait pensé à une luxation ancienne à l'épaule.

Mais le malade affirme n'avoir jamais subi aucun traumatisme, il peut exécuter tous les mouvements du membre supérieur et la projection de la tête humérale n'est qu'apparente et due à son hypertrophie. Le malade peut exécuter sans grande force tous les mouvements du membre supérieur. Le membre supérieur gauche est intact. Les membres inférieurs ne présentent rien d'anormal, à part un certain degré de tuméfaction du plateau interne du tibia gauche qui est douloureux au palper. Les réflexes patellaires sont abolis, les phénomènes de Brown-Séquard et de Babinski font défaut. Les réflexes plantaires sont normaux. Les sphincters sont intacts.

Donc, au point de vue moteur rien de particulier, à part l'atrophie du membre supérieur droit.

Troubles de la sensibilité. — Il existe une anesthésie à type syringomyélique sur le membre supérieur droit et sur la face antérieure des deux membres inférieurs.

Au membre supérieur, l'analgésie et la thermo-anesthésie ne sont complètes que dans la région scapulaire. Sur l'avant-bras et la main, il existe simplement de la diminution de sensibilité thermique et douloureuse.

Partout le contact n'est que très légèrement diminué, beaucoup moins que les autres modes.

Après l'examen de la sensibilité, on remarque qu'aux points qui ont été piqués, il se forme des taches circulaires d'un rouge vif, qui persistent. Le sens stéréognostique est examiné. Le malade sait dire la forme et la consistance des objets, il ne sait dire la matière dont ils sont formés, il ne peut distinguer le fer du bois, par exemple.

Comme douleur subjective, le malade accuse une sensation de poids sur le dos et de rétraction des flancs, mais cela seulement quand il est assis; quand il est couché, ces sensations disparaissent. La palpation de la colonne vertébrale est douloureuse depuis la 6ᵉ jusqu'à la 12ᵉ dorsale. Les six premières côtes droites sont également douloureuses au palper.

Etat actuel (janvier 1901). *Troubles moteurs.* — Diminution considérable de l'atrophie du membre supérieur droit ; cependant, l'atrophie du deltoïde, du thénar, des muscles épicondyliens reste évidente.

La palpation des masses musculaires et la contraction forcée des muscles sont douloureuses. Le membre supérieur gauche commence à présenter de la faiblesse et de l'engourdissement.

Troubles de sensibilité. — L'anesthésie, toujours syringomyélique, a envahi la moitié droite de la tête, du cou et de la cavité buccale. Aux membres inférieurs, on ne la trouve plus sur le dos du pied ; mais elle a gagné la face postérieure de la jambe. Elle est moins accusée qu'en août sur les membres inférieurs.

Troubles sensoriels. — Pas de rétrécissement du champ visuel. Pas de diminution de l'ouïe. Diminution de l'odorat et du goût à droite.

Troubles réflexes. — Même état.

Troubles trophiques. — Même état des articulations de l'épaule et du genou.

OBSERVATION XV

(Remak, *Deutsche medicin. Wochenschrift*, n° 47, 1884,)

Atrophie musculaire. — *Troubles dissociés de la sensibilité.* — *Eruption de vésicules.* — *Arthropathie de l'épaule.*

Un homme de quarante ans, non syphilitique, fait remonter le début de sa maladie à 1873 ; c'est à la suite d'une pneumonie droite qu'il aurait éprouvé des tiraillements et des fourmillements dans la main gauche, en même temps qu'il s'était aperçu de troubles de la sensibilité à la température. En 1875, bosse sanguine au bras gauche, puis éruption de vésicules au cou, à l'épaule et au bras du côté gauche.

Ces vésicules se rompaient, laissaient des plaies ulcéreuses, indolores, qui ont mis chacune un mois à se cicatriser. Au mois de mai 1884, arthropathie avec tuméfaction de l'épaule gauche ; on sentait des craquements en communiquant des mouvements à l'articulation. La main gauche est plus froide que la droite, elle se couvre facilement de sueurs. La main gauche est déformée en griffe ; tous les muscles y sont atrophiés ; contractions fibrillaires ; certains mouvements, tels que le rapprochement des doigts, sont impossibles. La force musculaire est notablement diminuée. L'excitabilité électrique existe à peine dans les muscles innervés par le médian et le cubital ; il y a réaction de dégénérescence des plus manifestes dans les interosseux et les muscles de l'éminence thénar. La sensibilité au contact et le sens du lieu paraissent à peu près normalement conservés ; le malade reconnaît la forme des objets, localise les impressions ; cependant, au compas de Weber, il y a une différence très manifeste. La thermo-anesthésie existe dans tout le membre supérieur gauche, dans la région sous-claviculaire et sur le tronc jusqu'au voisinage de l'ombilic, dans la région de l'épaule, à la nuque, à l'oreille jusqu'au niveau du cuir chevelu. L'analgésie existe aussi à un degré prononcé dans la même étendue. La sensibilité électrique est très diminuée. Pas d'ataxie. Pas de troubles sphinctériens. Pas d'inégalité pupillaire ; pas de paralysie ni de troubles des nerfs craniens. Rien aux membres inférieurs ; les réflexes sont conservés.

OBSERVATION XVI

(Bernhardt, *Berliner klin. Wochenschrift*, n° 4, 1884.)

Analgésie et thermo-anesthésie avec conservation de la sen-
sibilité tactile. — Légers troubles de la motilité. —
Fracture et luxation indolores.

Un malade âgé de vingt ans, sans antécédents névropathiques a été bien portant jusqu'à l'âge de quinze ans. A la
suite d'un effort considérable, il ressentit des fourmillements
dans le bras droit, jusqu'à la joue ; tel est, d'après le malade,
le début de son affection.

Garçon bien constitué. On ne trouve rien chez lui qui
puisse rappeler l'hystérie (Bernhardt insiste beaucoup sur
ce point). Depuis deux ans, il se plaint d'une insensibilité du
bras droit ; il est facile de constater cette anesthésie à la
douleur et à la température ; la sensibilité au contact et le
sens musculaire sont indemnes. Les troubles de la sensibilité occupent le bras droit, l'épaule, la nuque et le cou,
depuis le bord inférieur du maxillaire inférieur jusqu'au
tronc au niveau de la quatrième côte. Les troubles s'arrêtent net au niveau de la ligne médiane. La peau de l'oreille,
la région occipitale et la partie inférieure de la face partici-
pent à l'anesthésie. Le malade n'a présenté ni troubles
moteurs, ni troubles psychiques. Depuis deux ans, état stationnaire.

Etat actuel. — L'appétit et le sommeil sont bons, la
motilité et les réflexes sont normaux. Il n'y a aucune altération dans les organe des sens. Pas de paralysie des muscles de la face, de la langue. Pas de troubles de la parole et
de la déglutition. Les mouvements des membres supérieurs

sont normaux, faciles, peut-être y a-t-il une légère diminution dans la force du bras droit. Ni atrophie, ni contracture, ni contractions fibrillaires. Cependant les masses musculaires qui s'insèrent autour du coude droit sont un peu moins développées qu'à gauche, aussi le mouvement de flexion du coude droit est-il énergique. L'extrémité supérieure du cubitus droit est légèrement hypertrophiée, et dans les mouvements on perçoit de la crépitation et quelques craquements : cette hyperostose est due à un cal d'une fracture qui fut absolument indolore, et qui survint à la suite d'un effort que fit le malade ; elle guérit d'ailleurs en quelques semaines après application d'un appareil plâtré. A la suite d'un autre effort il se fit une luxation de la tête du radius. Pas de troubles trophiques cutanés.

Sensibilité au contact. — Le malade sent et perçoit de suite toutes les impressions un peu moins nettement affirme-t-il, à droite qu'à gauche, dans toutes les régions sus-mentionnées. La sensibilité de la pression et le sens musculaire sont indemnes. La sensibilité électrique a totalement disparu à droite.

Sensibilité à la douleur. — L'analgésie est complète dans ces mêmes régions, les piqûres les plus profondes sont seulement perçues en tant que contact. Plusieurs traumatismes ont été indolores. La sensibilité de la conjonctive, de la cornée, des muqueuses linguale et nasale est normale à droite et à gauche.

Sensibilité à la température. — La thermo-anesthésie est absolue ; le malade ne distingue ni froid, ni chaud, même à la température de l'ébullition, aussi s'est-il fait plusieurs brûlures accidentelles. La thermo-anesthésie affecte la même distribution que l'analgésie.

OSERVATION XVII

(Par M. Déjerine, agrégé, médecin des Hôpitaux.)

Paralysie atrophique des membres supérieurs (type Aran Duchenne). — Scoliose. — Intégrité de la sensibilité tactile sur toute la surface du corps. — Analgésie marquée. — Thermo-anesthésie. — Intégrité des sens spéciaux. — Gonflement léger des extrémités inférieures du radius et du cubitus. — Exostose du cubital gauche. — Marche extrêmement lente de l'affection.

Le nommé G... (Frédéric), âgé de soixante-quatre ans, à Bicêtre depuis 1868, entré le 12 février 1888 à l'infirmerie dans le service du Dr Déjerine.

Antécédents héréditaires. — Le malade est né à Paris, son père et sa mère sont nés en Picardie Père mort à soixante-six ans d'un eczéma. Mère morte à cinquante-sept ans du choléra. Huit enfants dans la famille : deux morts en bas âge ; trois encore survivants. Pas trace d'atrophie musculaire dans les acendants et collatéraux du malade. Pas de maladies nerveuses dans la famille.

Antécédents personnels. — Rougeole vers l'âge de huit ans. Pas d'autres maladies. Pas de maladies vénériennes. En 1848, à l'âge de vingt-quatre ans, douleurs violentes dans la tête, ayant duré plus d'une année. En 1849, début de l'affection par de la faiblesse des bras, il alla consulter Louis à l'Hôtel-Dieu, où il fit un séjour de deux mois (traité par la noix vomique), puis à la Charité, chez Briquet, enfin chez Horteloup. Il fut examiné à cette époque (1852) par Duchenne (de Boulogne) soit dans ces derniers services, soit à la clinique. Au bout de deux ans (1852), il ne pouvait presque plus travailler.

A partir de cette époque, l'affection paraît rester stationnaire pendant vingt ans, en tous cas si elle a progressé
c'est d'une façon très lente. Depuis son entrée à Bicêtre
(à quarante-quatre ans) l'affection a un peu progressé.
Elle semble surtout avoir subi une aggravation après
deux ans de séjour à Bicêtre, car le malade, qui pouvait
jusqu'alors se servir de ses mains pour couper son pain et
pour manger, a remarqué qu'à partir de l'âge de cinquante ans cela lui était plus difficile. Jamais il n'a éprouvé
de douleurs dans les membres inférieurs, la poitrine ou la
nuque.

État actuel (janvier 1888). — Homme de petite taille,
paraissant bien portant et présentant les déformations suivantes : le malade est très voûté, la colonne cervicale et
dorsale supérieure sont fortement incurvées en avant, la
tête est enfoncée entre les épaules, le menton fortement
rapproché du sternum. Les moignons des deux épaules sont
portés en avant, et contribuent à donner à la partie supérieure de la poitrine une forme de carène, déformation qui
est due bien plus à une saillie en avant des épaules et des
clavicules, qu'à un enfoncement véritable du sternum. Les
creux sus-claviculaires sont très profonds, surtout à gauche.
Les régions mammaires envahies par la graisse simulent
des seins de femme. A la région postérieure du tronc, entre
la courbure exagérée et générale de la colonne cervico-
dorsale, il existe une saillie très prononcée des dernières
vertèbres cervicales sans gibbosité toutefois. Scoliose à la
colonne dorsale, à convexité latérale droite, s'accompagnant
d'une déformation latérale du thorax, qui bombe en arrière
dans sa moitié droite postérieure.

Topographie de l'atrophie. — L'atrophie paraît de prime
abord moins prononcée qu'elle n'est en réalité, masquée
qu'elle est par une adipose sous-cutanée assez notable. Les

déltoïdes sont diminués de volume, surtout à gauche, leur segment postérieur est plus pris que les autres. Ses *sus-* et *sous-épineux* sont diminués de volume, surtout à gauche. L'angle supérieur de l'omoplate remonte de deux côtés et vient faire saillie à la partie postérieure du triangle sus-claviculaire. Les *grands pectoraux*, si l'on ne tient compte que du volume de la région, paraissent peu touchés ; ils sont en réalité très atrophiés, et la palpation permet de constater qu'il existe surtout de l'adipose. Le *biceps* et le *triceps droits* sont fortement atrophiés et ont une force pen considérable. A l'avant-bras droit, le groupe externe est notablement diminué, le *long supinateur* est réduit de volume, les radiaux également. Il en est de même pour le groupe cubital *(fléchisseurs)*, qui est très réduit. Les *extenseurs* sont relativement conservés. La main droite n'est pas déformée, pas de griffe ; toutefois, légère inclinaison de la main sur le bord cubital.

Le pouce, dont la première phalange est en hyperextension sur le métacarpien, est rapproché du deuxième métacarpien, sans main simienne toutefois. L'éminence *thénar*, en particulier le *court abducteur* est notablement diminué de volume. Les *interosseux* et l'*éminence hypothénar* ne paraissent pas atrophiés. Sur le *cubital,* à la réunion du tiers supérieur avec les deux tiers inférieurs, *hyperostose du volume d'un œuf de pigeon*, à grand axe longitudinal, existant depuis l'année 1852, et diagnostiquée non syphilitique par Ricord.

Motilité du membre supérieur droit. — L'abduction et l'élévation du bras sont très faibles ; le malade ne peut porter sa main sur sa tête, mais il peut porter le pouce à sa bouche. L'extension, la flexion de l'avant-bras se font d'une façon limitée ; quant à la flexion des doigts sur la paume de la main, elle est absolument impossible. L'index seul exécute un mouvement de flexion des phalangines et phalangettes sur la première phalange. Ceci explique pourquoi il n'y a pas de griffe, et pourquoi pendant le repos les doigts du malade sont toujours en extension. Les mouvements des interosseux sont en partie conservés. L'extension des deux dernières phalanges est possible, mais les mouvements d'abduction sont très limités.

Membre supérieur gauche. — L'abduction, l'élévation, la rotation s'exécutent faiblement comme à droite ; l'abduction, au contraire *(grand pectoral)*, se fait très bien et avec assez de force des deux côtés. Le *biceps*, le *triceps* sont notablement moins pris qu'à droite ; le *long supinateur* est aussi atrophié qu'à droite, les *radiaux*, moins. Le groupe cubital *(fléchisseurs)* un peu plus atrophié qu'à droite. Les *extenseurs* sont assez conservés. La main présente la même attitude qu'à droite ; toutefois l'apparence simienne est beaucoup plus accentuée, le pouce est sur le même plan que les autres métacarpiens ; l'atrophie porte sur tous les muscles de l'éminence thénar. L'*abducteur* est toutefois un peu moins pris que les autres. L'hypothénar est diminué de volume. Les interosseux paraissent peu touchés ; il n'y a pas de griffe.

Les phalanges des doigts, principalement la première phalange de l'index des deux côtés, sont un peu augmentées de volume. L'articulation phalango-phalangienne de l'index gauche présente une augmentation de volume des surfaces articulaires avec possibilité d'hyperextension, comme s'il y avait altération de la surface articulaire. La force musculaire du biceps et du triceps est assez grande. L'extension du poignet et des doigts se fait assez bien (conservation des *extenseurs* et *interosseux)*, la flexion du pouce et des deux premiers doigts est absolument impossible, le malade ne peut leur imprimer le moindre mouvement sur la paume de la main, il peut au contraire fléchir les deuxième et troisième phalanges des deux derniers doigts. Les trapèzes sont diminués de volume, le malade peut cependant élever les épaules. Le *sus-* et *sous-épineux* gauches sont plus atrophiés qu'à droite.

Lorsqu'on tient élevés en avant les deux bras du malade, l'omoplate gauche se tient écartée du tronc (atrophie du *rhomboïde)*; rien de semblable à droite. Contractions fibrillaires très nettes, dès que le malade est exposé à l'air, dans le *deltoïde*, le *triceps* et le *biceps* des deux côtés. Conservation du sens musculaire et de la notion de position des membres. Pas de réflexe olécranien. Pas de signe de Romberg.

Face. — Intégrité complète comme motilité, expression de la physionomie, etc. Les pupilles sont normales et réagissent à la lumière et à l'accommodation. Langue, voûte palatine, masticateurs normaux; les mouvements de déglutition sont seuls un peu difficiles.

Membres inférieurs. — Pas trace d'atrophie musculaire, pas de contracture, le malade marche facilement comme à l'état normal. Force musculaire très développée. Réflexe patellaire très exagéré; à droite, tendance à la production du phénomène du pied. Pas de contractions fibrillaires dans les muscles des jambes. Réflexes plantaires normaux.

Sensibilité. — Tout au début de son affection, en 1848, le malade avait remarqué que sa sensibilité était troublée. A cette époque, il était garde national mobile; il lui arriva souvent, en portant des gamelles de bouillon très chaudes, d'avoir des phlyctènes et des brûlures dans les mains, sans s'en rendre compte. Il présente aujourd'hui les mêmes troubles de la sensibilité qu'à cette époque et il assure qu'ils n'ont augmenté que d'une façon minime.

Sensibilité tactile, absolument normale au tronc, à la

face, aux membres supérieurs. *Sensibilité à la douleur,* altérée au niveau des *mains, avant-bras, bras, épaules, partie supérieure du tronc en avant et en arrière,* jusqu'à une ligne circulaire passant au-dessous des mamelons. Dans toute cette étendue, la sensibilité à la douleur est très altérée ; une piqûre d'épingle, même intense, n'est pas perçue en tant que douleur, il semble au malade qu'on le touche ; tout au plus parfois peut-il dire qu'on le pique. On peut traverser la peau dans la région correspondante, sans que le malade accuse de la douleur. A la face, la sensibilité tactile est normale, mais il existe des analgésies de toute la moitié droite de la tête. Lorsqu'on promène une pointe d'aiguille de droite à gauche, le malade accuse une sensation de douleur dès que l'on approche de la ligne médiane. Pas de retard dans la transmission.

Sensibilité thermique très altérée. En touchant avec un flacon rempli de glace différentes parties du corps, on observe les particularités suivantes : Sur toute la peau de la face, de la nuque, du cou, des membres supérieurs, épaules, bras, avant-bras, mains, faces (palmaire et dorsale), c'est à peine si le malade accuse une sensation du froid. Par contre, les membres inférieurs, tout l'abdomen et toute la partie du tronc située au-dessus d'une ligne circulaire passant par les mamelons, sont sensibles au froid comme à l'état normal.

Les troubles de la *sensibilité à la chaleur sont très prononcés dans ces mêmes régions.* Le malade ne fait pas la différence de la température entre 3o et 5o degrés, tout lui paraît également froid. Dans la moitié gauche de la face seulement, la sensibilité à la chaleur est conservée et une différence de température (35 degrés — 44 degrés) est nettement perçue. En employant une eau à 85 degrés et en appliquant la bouteille à l'extrémité des doigts, le malade

accuse au bout de quelques secondes une sensation de chaleur assez vive. Mais sur tout le reste de l'étendue de la
surface cutanée précédemment mentionnée, l'eau à 85
degrés maintenue sur la peau, aussi longtemps que l'on
veut, ne produit aucune sensation de chaleur. En d'autres
termes, à part l'extrémité des doigts et un peu la paume de
la main, le malade n'accuse qu'une sensation du contact,
quelle que soit l'élévation de la température de l'eau appliquée
sur la peau du malade. C'est à peine si une application
d'eau à 85 degrés produit, à la longue, une sensation de
chaleur, du reste fort supportable On comprend donc aisé-
ment que le malade puisse se brûler sans en avoir conscience.
Le malade ne présente pas de troubles trophiques cutanés, à part un état lisse de la peau des doigts. Les ongles
sont intacts, mais les doigts présentent un peu l'aspect en
massue. Les bras et les avant-bras se cyanosent un peu à
l'air. En injectant sous la peau du bras droit 2 centigrammes
de pilocarpine, la sueur ne se produit qu'au bout de douze
minutes, et elle est beaucoup plus abondante dans les
points correspondants aux zones d'analgésie et de thermo-
anesthésie, que sur les autres points du corps. Il existe une
perte complète de la contractilité électriqne, faradique et
galvanique des muscles de la main et des fléchisseurs des
doigts, du sous-épineux et du grand pectoral, avec réaction
de dégénérescence dans les muscles trapèze et deltoïde
droits. La sensibilité électrique est très diminuée.

OBSERVATION XVIII

(Thèse Hallion)

Syringomyélie. — Début de la maladie il y a sept ans, par le côté droit. — Scoliose énorme, dorsale principale, à convexité gauche.

Balth..., âgé de trente-deux ans, entre le 21 juillet 1891 dans le service de M. Charcot.

Antécédents héréditaires. — Mère asthmatique. Père mort de bronchite chronique. Un frère et une sœur plus âgés que le malade se portent bien. Dix frères et sœurs sont morts.

Antécédents personnels. — Santé antérieure excellente. Aucune maladie aiguë. Début il y a six ou sept ans : sans cause appréciable, le *bras droit* s'affaiblit progressivement et, deux ans après le début de cette parésie, B... dut abandonner son métier, qui ne lui imposait pourtant que des manipulations fort simples ; il était nickeleur et sa fonction consistait à disposer les objets dans les bains galvanoplastiques. Il se fait charretier, mais bientôt des affaiblissements et de la raideur apparaissent dans la *jambe droite*, et au bout d'une année d'exercice de cette profession, B. . doit renoncer à tout travail ; il reste chez lui, aidant sa mère aux soins du ménage.

A cette époque (il y a environ 5 ans), la scoliose commence à apparaître : son épaule droite s'abaisse. Il y a trois ans, il constate que sa main droite est insensible à la brûlure ; un an plus tard, même découverte pour la main gauche.

Etat actuel. — Ce qui frappe tout d'abord, c'est une

déformation monstrueuse du tronc ; nous la décrirons plus loin.

Motilité. — Membres supérieurs, atrophie très notable, plus *marquée à droite*, sauf pour les interosseux qui paraissent plus atrophiés à la main gauche. Parésie très marquée pour tous les mouvements des deux membres ; elle diminue de plus en plus à mesure qu'on se rapproche de la racine des membres ; elle est plus considérable à droite, le malade se sert de la main gauche.

Main droite. — Poignet en flexion légère ; doigts très fortement fléchis ; il est impossible au malade de les étendre dans la plus faible mesure ; ils sont maintenus dans cette position par une contracture de fléchisseurs.

Main gauche en griffe.

Membres inférieurs. — Force très suffisamment conservée pour tous les mouvements, même au membre inférieur droit qui est atrophié. Seuls les mouvements d'extension et de flexion du pied droit sont notablement affaiblis.

Réflexes. — Réflexes rotuliens fortement exagérés ; trépidation épileptoïde des deux pieds, peu marquée à gauche.

Sensibilité cutanée. — *Au tact :* abolie dans le membre supérieur droit, au-dessous du milieu de l'avant-bras ; fortement diminuée dans toute la moitié droite du corps.

A la chaleur (80 degrés) : 1° entre la limite supérieure du cou et la ceinture ; 2° à la tête, sensibilité fortement émoussée à droite, légèrement à gauche.

Au froid (glace) : même répartition que pour la chaleur au-dessus de la ceinture.

Sens musculaire diminué au membre supérieur droit. Santé générale assez bonne.

Toutefois, depuis que s'est accentuée la déviation vertébrale, le malade dit avoir perdu beaucoup de son appétit. Pas de troubles cardiaques.

Scoliose. — Il existe une déformation énorme, vraiment monstrueuse du tronc (fig. 6) avec gibbosité gauche et postérieure. Cette déformation est provoquée par une scoliose des plus accentuées, à courbure dorsale gauche principale. Cette dernière courbure intéresse non seulement le segment dorsal du rachis, mais encore la partie inférieure de la colonne cervicale et la portion supérieure de la colonne lombaire. Une ligne tirée de la septième apophyse épineuse cervicale à la cinquième lombaire est à peu près verticale et mesure 24 centimètres. Une perpendiculaire abaissée du point culminant de la courbure de compensation place la tête en une position sensiblement verticale. A la partie inférieure de la colonne lombaire, autre courbure de compensation. Le bassin est très fortement incliné vers le côté gauche; entre les deux épines iliaques antéro-supérieures, la différence de niveau est de 8 centimètres. Aussi le genou gauche est-il en demi-flexion assez accusée quand le malade est debout et le membre inférieur gauche présente-t-il un allongement apparent quand le malade est couché.

Telles sont les incurvations rachidiennes.

La déformation du tronc est en rapport avec ces incurvations. La gibbosité gauche et postérieure, qui a pour corollaire, suivant la règle, une gibbosité antérieure droite a son point culminant situé un peu au-dessous et en dehors de la pointe de l'omoplate gauche. Un fil à plomb passant par ce point tombe en arrière du pied gauche à 13 centimètres en dehors d'une ligne antéro-postérieure tracée sur le sol entre les deux pieds et également distante de chacun d'eux. Le tronc est plié en deux, de telle sorte que, du côté gauche, le rebord costal s'enfonce dans le bassin au-dessous du niveau de la crête iliaque ; de ce côté aussi, la crête iliaque répond à l'union du tiers supérieur avec les deux tiers inférieurs de l'humérus ; la différence de niveau entre la crête

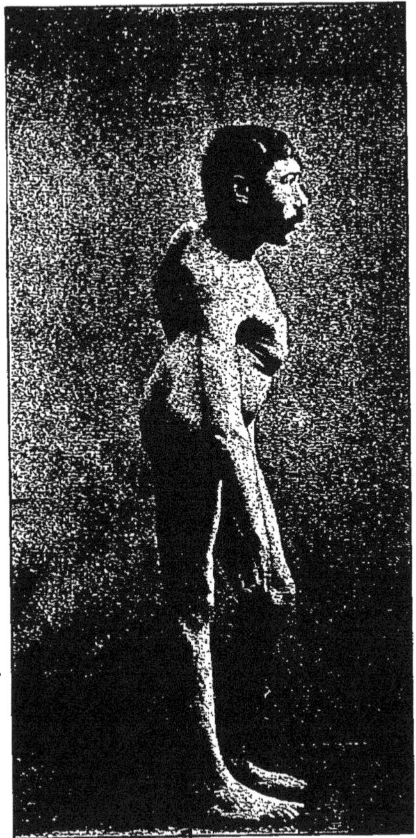

FIG. 6. — Observation XVIII.

iliaque et l'acromion est de 13 centimètres à droite et de 32 centimètres à gauche. Les courbures décrites par les rachis sont parfaitement régulières.

En aucun point on ne rencontre de saillie brusque, aucun accident interrompant cette régularité. Aucune région n'est douloureuse, ni spontanément, ni à la pression ou à la percussion. Les modifications de la forme générale du corps et de l'attitude répondent à ce qu'on observerait dans une scoliose d'adolescent qui présenterait le même degré de courbure.

Bien entendu, une pareille difformité ne va pas sans gêner considérablement le malade. De l'inclinaison du bassin et de l'inégalité apparente qu'elle entraîne pour les membres inférieurs, résulte une claudication assez prononcée. De plus, le malade se sent, lorsqu'il marche, entraîné par le haut du corps en avant et à gauche. Cependant, il demeure toute la journée debout ou assis, il va et vient dans la salle et dans la cour et n'affectionne pas la position couchée.

Nous avons signalé l'absence des troubles cardiaques objectifs et subjectifs et la gêne respiratoire manifeste. Lorsque, le malade étant debout ou couché, on cherche à mobiliser le rachis, soit pour corriger, soit pour accentuer l'incurvation, on constate que les mouvements sont assez étendus. On peut, en déployant une certaine force et en pressant sur le sommet de la gibbosité, redresser l'axe dorsal, de manière à réduire la flèche de moitié environ.

Le mouvement en sens inverse est limité par la rencontre de la crête iliaque avec l'aisselle et la paroi costale. Aucune douleur n'accompagne ces manœuvres, non plus que les mouvements de rotation imprimés au rachis. Si l'on commande au malade d'exécuter volontairement ces mouvements divers, il ne les réalise que dans une faible mesure.

On a donné à Balth... une canne, il n'a pu en user à cause de la faiblesse des mains. Il n'a pu davantage se servir d'une ou de deux béquilles, à cause de l'instabilité de ses membres supérieurs. Les béquilles s'embarrassaient dans ses jambes et risquaient à tout instant de le faire choir.

5 avril. — L'état de la difformité ne paraît pas avoir notablement changé (non plus d'ailleurs que les autres symptômes). Tout au plus la déviation semble-t-elle s'être accentuée encore quelque peu. Il s'est ajouté cependant un phénomène intéressant Depuis un mois, à certains jours, « peut-être quand le temps change » dit le malade, il se manifeste « une douleur dans la colonne et dans le côté droit, quelque chose comme un tiraillement ». Cette douleur est parfois très intense; elle siège vers la 8ᵉ vertèbre dorsale, c'est-à-dire au sommet de l'incurvation rachidienne; elle existe aussi, moins prononcée, dans une zone horizontale passant par cette vertèbre et s'étendant jusqu'à la ligne axillaire antérieure droite. Elle n'existe pas à gauche. Elle apparaît vers 10 heures du matin et se calme pendant la nuit.

Le malade a trouvé de lui-même un procédé pour la faire cesser dans la journée, quand elle est trop pénible. Il se couche en travers de son lit, jambes pendantes d'un côté, tête pendante de l'autre. Dans cette position, la douleur se calme rapidement. Elle ne tarde pas à reparaître quand le sujet est demeuré debout ou sur son séant. Quelle est la cause de cette douleur? Tout porte à croire qu'il s'agit d'une compression des nerfs interosseux au niveau de la cavité de la courbure, dans les trous de conjugaison. La cessation de la douleur pendant la nuit, son apparition vers 10 heures du matin, c'est-à-dire quand le sujet est demeuré quelque temps debout, et surtout son amendement dans une position qui réalise l'extension de la colonne vertébrale,

sont conformes à cette hypothèse. Il s'agit là d'une syringomyélie, cela n'est pas douteux. D'autre part, la scoliose,
qui est véritablement monstrueuse, relève bien et dûment
de cette affection, et il ne saurait être question d'une déviation indépendante fortuitement surajoutée. Elle ne s'est
développée qu'à vingt-huit ans, alors que la syringomyélie
s'était annoncée déjà par des symptômes nets.

Observons que la courbure dorsale dirige sa concavité
vers le côté atteint le premier et demeuré le plus profondé-
ment atteint par les troubles musculaires, contrairement à
ce qui paraît être le cas le plus fréquent. C'est là un type
de déviation parvenu pour ainsi dire à son parfait développement.

OBSERVATION XIX (résumée).

(Communiquée par Nalbandoff-Vratch, 1900).

*Syringomyélie. — Debut de la maladie il y a douze ans.
— Thermo-anesthésie. — Brûlures. — Arthropathie
des deux épaules. — Sypho-scoliose. — Autopsie.*

M. X. .., paysanne, âgée de 40 ans, entre à la clinique
des maladies nerveuses. Il y a 6 mois, la malade présentait
des symptômes caractéristiques de syringomyélie. Les
troubles de la sensibilité thermique et à la douleur sont des
plus nets. Elle portait de nombreuses cicatrices — traces
de brûlures et de panaris sur les doigts : elle a, en outre,
de l'atrophie musculaire, ce qui provoque une faiblesse
aux mains ; des troubles trophiques du côté des os et des
articulations et de l'exagération des réflexes rotuliens.
On observe aussi de l'arthropathie aux deux épaules et
une sypho-scoliose assez prononcée à courbure droite. Tous

ces phénomènes se sont développés et ont évolué dans une période de dix à douze ans, sans provoquer aucune douleur.

Mort avec phénomènes bulbaires. A l'*autopsie*, on a trouvé le long de toute la moelle cervicale et dorsale, une formation de cavités lacunaires au voisinage du canal central et au sein de la substance grise qui descendait jusqu'aux 11e et 12e vertèbres dorsales. Du côté de l'épaule : déformations dans toutes les parties de l'articulation scapulo-humérale. Les vertèbres de la région cervicale et dorsale sont tassées les unes sur les autres; les arcs vertébraux paraissent ramollis. La sypho-scoliose se trouve au niveau des 4e, 5e et 6e vertèbres dorsales. A partir de la 2e vertèbre dorsale du côté gauche, au niveau des articulations costo-vertébrales, on voit une partie des masses osseuses de nouvelle formation, des stalactites, dont quelques-unes sont appendues sur les têtes costales, tandis que les autres, de couleur mastic, viennent s'incruster sur les corps des vertèbres pour former dans leur ensemble une seule masse osseuse.

Ce tableau macroscopique montre la déformation ostéo-arthropathique de la colonne vertébrale ou *spondylite déformante* (Ziegler).

Les recherches microscopiques ont confirmé ces lésions. Les recherches chimiques ont démontré une augmentation des substances organiques, avec diminution des graisses. L'examen de toute une série de muscles spinaux des deux côtés révèle l'existence d'une amyotrophie neurotique.

OBSERVATION XX

(Astié, Thèse, Paris, 1897.)

Genu valgum. — Scoliose. — Pied varus equin plus marqué à gauche. — Thermoanesthésie. — Thorax en bateau.

Van de P... (Isidore), âgé de trente ans, menuisier. Entré à Bicêtre le 5 septembre 1892.

Antécédents héréditaires. — Père vivant, ayant eu de très nombreuses bronchites et fluxion de poitrine. Mère vivante, bien portante. Deux frères et deux sœurs bien portants. Une troisième sœur est morte à onze ans des suites d'une attaque d'épilepsie. Pas de maladies nerveuses ou mentales dans la famille et les collatéraux.

Antécédents personnels. — A l'âge de cinq ans a eu ce qu'il appelle « une inflammation d'intestins », laquelle aurait été due à l'ingestion de chair à saucisse crue. On dut à la suite de cet accident, le sonder pendant sept à huit mois. Dans la suite, à part de violents maux de tête qu'une vive lumière exagérait, il aurait été bien portant.

Pas de troubles gastriques. Il fut réformé au conseil de revision pour sa petite taille, il a actuellement 1ᵐ 69. Vers l'âge de vingt et un an, il s'aperçut que ses genoux se portaient en dedans et les pieds en dehors, au point que ses genoux se frottaient l'un contre l'autre, les jambes étaient à demi fléchies sur les cuisses.

Le 21 juillet 1888, il fut opéré par Péan pour un *genu valgum.*

Pas d'accidents opératoires ; mais depuis lors, il n'a jamais marché ; avant l'opération il se traînait encore un peu.

Le malade est resté neuf mois à Saint-Louis. Pendant ce séjour, il a remarqué que sa main gauche se fermait spasmodiquement, quoique étant au repos. A certains moments, quand il voulait se servir de cette main pour prendre quelque chose, il la voyait se fermer avec plus de force encore.

Les mêmes phénomènes se sont produits à droite, sans qu'il puisse préciser leur date d'apparition.

Van de P... est entré à Bicêtre le 5 septembre 1892.

Peu de temps après son entrée, il fut pris à plusieurs reprises de syncopes ayant les allures de crises épileptiformes : sensation d'étouffement rétrosternal, les yeux se retournent, perte de connaissance, morsures de la langue.

20 mai 1896. — Il a été, sans cause appréciable, pris d'étourdissements qui ont duré quelques minutes à peine.

A partir de ce moment, il éprouva au niveau de l'épigastre une lourdeur, une sorte de gonflement qui montait jusque dans la région sternale, ne put rien avaler pendant plusieurs jours l'erte d'appétit. Céphalalgie. Pouls, 88, régulier, petit. Respiration, 42 par minute. Pas de bruits anormaux du cœur, mais claquements valvulaires assez forts. La respiration s'entend assez mal au sommet, timbre légèrement soufflant et égophonique aux deux bases.

Etat actuel (février 1897). — Etat de santé assez florissant. Le malade est toujours couché et ne peut se mettre de lui-même sur son séant.

Il présente au-dessus de l'arcade sourcilière droite, vers le point d'émergence du nerf frontal, une cicatrice de 2 à 3 centimètres de long, qui proviendrait d'un coup de pied de cheval reçu à l'âge de sept ou huit ans. A la suite de ce coup de pied, il a perdu connaissance pendant trois quarts d'heure. Pas d'autres suites.

Aplatissement assez marqué de la partie antérieure des joues. Ses lèvres sont parfaitement closes à l'état de repos.

En aucun point il n'existe de contractions fibrillaires de la face.

La langue a un volume normal. Elle est animée par une série de petites ondulations analogues à celles qui rident la surface d'un liquide, mais sans tremblements, car elle ne change pas de place quand elle est tirée. La parole est un peu gênée, quoique nette. Peut faire tous les mouvements de la langue, sauf peut-être de la creuser en gouttière.

La déglutition se fait bien. Il lui arrive quelquefois, dit-il, que les liquides refluent par le nez.

Le cou est enfoncé dans les épaules et la tête légèrement penchée en avant et à gauche. L'extension du cou est bonne, la flexion faible. Le sterno-mastoïdien gauche est très atrophié ; quand on lui fait contracter les muscles, on remarque une série de mouvements qui ne sont pas à proprement parler des mouvements fibrillaires.

Thorax. — La partie antérieure et supérieure du thorax est particulièrement excavée. Les moignons des épaules font saillie en avant. Les seins sont plutôt gros.

La concavité décrite par le haut de la poitrine présente une courbe tout à fait régulière qui semble appartenir à un segment de cercle. La flèche la plus profonde de l'enfoncement est de 55 millimètres. La partie la plus déclive se trouve à 3 centimètres à gauche (gauche du malade) d'une perpendiculaire abaissée du milieu de la fourchette sternale et à 8 centimètres au-dessous d'une horizontale passant par la fourchette.

Cette concavité est manifeste sur les 7 ou 8 centimètres supérieurs de la poitrine, c'est-à-dire jusqu'au pli d'attache des bras avec la poitrine dans la région axillaire. Au-dessous d'une horizontale passant par ce point, le thorax (face antérieure) reprend une forme ordinaire.

La partie inférieure des *muscles grands pectoraux* est bien conservée à droite et à gauche et se contracte bien.

Seuls les faisceaux claviculaires des deux côtés sont *légèrement* atrophiés. Le *deltoïde* gauche, qui est notablement atrophié, ne se contracte pas; il en est de même à droite. Le *triceps* est normal à droite et à gauche.

On remarque une légère saillie de la tête claviculaire gauche. Le malade a une *scoliose* cervico-dorsale à convexité droite assez peu marquée. La partie latérale droite du thorax est beaucoup plus saillante que la gauche. Cette convexité est surtout marquée dans la partie moyenne de la région dorsale. Le côté gauche du dos est plat.

La tête du malade est portée en avant. Les omoplates ne sont plus saillantes et ne se détachent pas du tronc quand il porte les bras en avant. La fosse sous-épineuse droite est un peu plus creuse que celle de gauche.

Les bruits du cœur sont sourds. Pouls 72, régulier. Rien aux valvules du cœur dont la pointe bat à environ 2 centimètres au-dessous et en dedans du mamelon gauche.

Motilité. — A. *Membres supérieurs.* — 1° *Gauche.* — Légère extension de la main sur le poignet. Les doigts sont en flexion forcée sur la face palmaire. Le petit doigt mène cette face. Les doigts rapprochés sont en adduction forcée : le malade ne peut les écarter. Forte rétraction des fléchisseurs des doigts. On peut redresser les quatre doigts et les mettre dans la situation normale, mais ils reviennent immédiatement sur eux-mêmes, comme par un ressort. L'index est moins fléchi que les autres doigts.

Le pouce aussi est en flexion, mais moins que l'index : les mouvements d'opposition et d'abduction sont impossibles.

Légère dépression des espaces interosseux dorsaux, surtout du premier espace. A la face palmaire : atrophie des éminences thénar et hypothénar, de cette dernière surtout.

L'extension du poignet est bonne. La flexion est moins

bonne et le malade résiste peu à l'opposition que l'on y fait.

Les mouvements de pronation et de supination sont beaucoup plus limités à gauche qu'à droite. Le relief du long supinateur est effacé. Le biceps est flasque. La musculature de la face antérieure du bras gauche est flasque et les mouvements de flexion de l'avant-bras sur le bras sont faibles. La musculature de la face postérieure est moins touchée, aussi le bras résiste-t-il mieux à une flexion forcée.

Les muscles de la ceinture scapulo-humérale sont atrophiés; le deltoïde, portion antérieure, surtout.

Les mouvements de rotation du bras, en dedans et en dehors, sont limités, le malade ne peut plus lever son bras gauche au-dessus de l'horizontale, et c'est à peine s'il peut porter sa main gauche à sa bouche; l'abduction et l'adduction du bras sont limités. D'une manière générale, il y a atrophie diffuse de tout le membre supérieur gauche, portant sur les trois segments.

Les réflexes du poignet sont exagérés. Contractions spasmodiques dans le bras gauche.

2° *Droite*, — Les doigts sont en extension complète. La main, au point de vue de l'attitude, ne présente rien de spécial. Les espaces interosseux, surtout le cinquième, sont légèrement atrophiés. L'écartement des doigts se fait assez bien et le malade offre une résistance assez bonne à leur rapprochement, excepté pour l'annulaire. La flexion des doigts est bonne. Léger aplatissement des éminences thénar et hypothénar. Les mouvements de flexion et d'extension du poignet se font d'une manière normale, peut-être cependant sont ils un peu plus faibles qu'ils ne devraient l'être. Les mouvements de pronation et de supination de la main sont bons. Le relief du long supinateur est bien dessiné. La flexion et l'extension de l'avant-bras sur le bras se font normalement de même que les mouvements du bras et de l'épaule. Le réflexe du poignet est exagéré, mais moins qu'à gauche. On ne trouve ni d'un côté ni de l'autre des troubles trophiques ; il y a cependant un peu de striation longitudinale des ongles.

B. — *Membres inférieurs*. — Le volume des cuisses n'est pas modifié. La jambe gauche est plus courte que la droite (résultat probable de l'opération dont il est parlé au commencement de l'observation). Clonus du pied plus marqué à gauche qu'à droite, pied varus équin plus marqué à gauche. L'adduction des cuisses est bonne, l'abduction est impossible. Le réflexe rotulien gauche est beaucoup plus fort que celui de droite qui est déjà exagéré. Pas de réflexe crémastérien.

Sensibilité. — Le sens musculaire est intact.

1° *Spéciale*. — Le malade se plaint de voir quelquefois trouble. Pas d'asymétrie des axes oculaires.

Pupilles normales et égales, réagissant bien à la lumière, un peu lentement peut-être. Ouïe un peu plus faible à droite qu'à gauche. Le goût et l'odorat sont normaux.

2° *Tact et douleur*. — L'anesthésie au toucher et à la douleur est très inégalement répartie sur tout le corps ; d'une manière générale, la sensibilité est surtout abolie à droite ; elle l'est aussi en certains endroits à gauche. Les principaux endroits où il existe de l'anesthésie sont le côté droit de la face et de la tête, l'oreille gauche, le cou en entier, la face externe des bras.

Sent le toucher et la piqûre sur la partie antérieure et supérieure du tronc. Sensibilité diminuée sur la partie externe des cuisses et des genoux ; elle est conservée à la face postérieure des membres inférieurs et aux pieds.

3° *Froid*. — Sent très bien le froid sur toute la face antérieure et postérieure du tronc. Il y a perte, au contraire, au niveau du moignon des épaules, à la partie supéro-externe des bras et à la partie droite de la face et du cou. Ne sent pas le froid au bras droit ; sent légèrement au bras gauche. Il sent à peu près le froid aux membres inférieurs mais avec diminution, surtout pour le côté droit.

4° *Chaleur*. — Anesthésie complète sur la tête, le cou, le membre supérieur droit, sauf à la paume de la main et à la partie avoisinante du poignet.

Il en est de même au membre supérieur gauche, mais il sent à la face antérieure de l'avant-bras, tandis qu'à la paume de la main il sent très peu. Anesthésie complète à la face antérieure du tronc, sauf dans la zone située à hauteur et entre les deux seins. Sent bien à la face externe des cuisses, pas à la face interne. La sensibilité à la chaleur diminue à mesure que l'on approche des pieds et cesse complètement à leur niveau. Anesthésie complète sur toute la face postérieure du tronc, les fesses, les cuisses et les jambes.

OBSERVATION XXI

(Astié, thèse, Paris, 1897.)

Ostéomyélite. — Panaris. — Double fracture de la clavicule gauche et fracture simple de la clavicule droite. — Exostose du sternum. — Brûlures. — Thorax en bateau.

A. G..., âgé de cinquante-trois ans, employé à la compagnie du gaz. Entré à Bicêtre en 1886.

Antécédents héréditaires. — Père vivant, cérusier, accidents fréquents de saturnisme, alcoolique Mère morte à cinquante-neuf ans, à la suite d'une maladie indéterminée.

A la moindre contrariété, violentes attaques de nerfs qui semblaient avoir les caractères de l'hystérie.

Sept frères et sœurs bien portants.

Antécédents personnels. — Pas de convulsions, rougeole à six ans. A dix-huit ans, panaris douloureux de l'index gauche à la suite d'une piqûre avec de la limaille de fer. Durée trois mois. A vingt-ans, *ostéomyélite*, pour laquelle Chassaignac pratique la désarticulation de la cuisse gauche.

A la même époque, deuxième panaris douloureux au pouce de la main droite, à la suite d'une piqûre avec un fragment de verre. Durée cinq mois. A vingt et un ans, commencement de panaris douloureux au pouce gauche.

Le 27 juillet 1873, le malade fut foudroyé dans la rue. Il en résulta une double fracture de la clavicule gauche et une fracture simple de la clavicule droite.

A vingt-sept ans, il s'aperçut qu'il venait de se brûler la main sans ressentir de douleur. A partir de ce moment, il remarqua la disparition progressive de la sensibilité.

A quarante-neuf ans, maladie de foie dont les principaux symptômes furent l'ascite, les douleurs abdominales, l'inappétence. G... est un alcoolique (délire, pituite, etc.).

Ne pouvant plus s'habiller, ni subvenir à ses besoins, il entre à Bicêtre en 1886.

État actuel (février 1897). — Le malade est un homme de grande taille et forte corpulence, paraissant jouir d'une bonne santé. La tête un peu enfoncée dans les épaules est penchée en avant et à droite.

Thorax. — Lorsqu'on examine la poitrine, on constate que la partie supérieure est enfoncée et incurvée de droite à gauche et, en même temps, aplatie d'avant en arrière et de bas en haut. Les seins sont gros et le ventre a considérablement augmenté de volume.

La concavité décrite par la partie antérieure et supérieure du thorax a la forme d'un arc de cercle un peu irrégulier. La flèche la plus profonde de l'enfoncement est de 15 millimètres.

La partie la plus déclive se trouve à 9 centimètres à droite (droite du malade) d'une perpendiculaire abaissée du milieu de la fourchette sternale, et à 3 centimètres au-dessous d'une horizontale passant par cette même fourchette.

On remarque une exostose sur la ligne médiane du sternum et à 5 centimètres au-dessous de la fourchette sternale. Cette exostose augmente peu à peu de volume, très lentement il est vrai.

La concavité est manifeste sur les 10 centimètres supérieurs de la poitrine. Le thorax, à sa face antérieure, reprend sa forme normale à environ 5 centimètres au-dessous d'une ligne passant par le pli d'atlache des bras avec la poitrine dans la région axillaire.

Les muscles de l'épaule sont très légèrement atrophiés; il en est de même des *grands pectoraux*, mais seulement peur les faisceaux claviculaires. Le côté droit est un peu atrophié. Tous les muscles se contractent bien. Le malade ne peut donner aucun renseignement sur la date approximative à laquelle la poitrine commença à s'en foncer. Lorsqu'on lui désarticula la cuisse vers 1864, sa poitrine lui paraissait normale. Depuis, il porta des béquilles et ne put par cela même voir les progrès de l'affection.

Aucune gêne de la respiration. Cœur normal. Pouls 64, presque imperceptible. Les bruits du cœur sont sourds. La pointe du cœur bat à 2 centimètres au-dessous et en dedans du mamelon gauche.

Motilité. — *Membres supérieurs.* — 1º *Gauche.* — La main est en extension forcée sur le poignet, mais elle n'est pas déjetée sur le bord cubital. Les doigts sont fléchis, cette flexion étant plus prononcée pour l'annulaire et l'auriculaire.

Le pouce est étendu et allongé, il est très long et peut faire quelques légers mouvements d'extension.

Les doigts sont fixés en flexion et adduction permanentes ; leur écartement est impossible.

Le premier espace interosseux est légèrement déprimé.

La face palmaire est celle d'une main de singe, les éminences thénar et hypothénar sont très aplaties ; l'éminence thénar l'est plus que l'autre. Les mouvements d'opposition du pouce avec l'auriculaire sont impossibles.

La flexion et l'extension du poignet sont limitées, l'atrophie des longs supinateurs et peu accentuée mais elle l'est un peu plus à gauche qu'à droite. Ne peut lever le bras jusqu'à l'horizontale.

Il existe une atrophie modérée et uniforme des muscles du bras ; le triceps est un peu plus athrophié que le biceps.

2° *Droite.* — Les doigts sont en extension. Le pouce et l'auriculaire sont légèrement fléchis. Opposition du pouce avec l'auriculaire impossible, le pouce est très long et peut faire des mouvements légers de flexion, mais l'extension est beaucoup plus limitée. Tous les doigts sont en abduction permanente, l'adduction n'est possible que pour l'index. Le premier espace interosseux dorsal est excavé et il l'est plus qu'à gauche.

A la face palmaire il y a une atrophie considérable des éminences thénar et hypothénar. Les deux mains sont sèches mais pas froides. La flexion du poignet est impossible et l'extension en est limitée. Le malade peut lever le bras au-dessous de l'horizontale.

B. *Membres inférieurs.* — Pas d'atrophie des muscles de la cuisse et de la jambe droite ; la jambe gauche a été amputée. Réflexe patellaire exagéré. Epilesie spinale.

Sensibilité. — Dissociation syringomyélique typique.

1° *Spéciale.* — Myosis léger des deux yeux, les pupilles s'accommodent bien à la distance et réagissent de même à la lumière.

L'odorat, le goût, l'ouïe sont normaux.

2° *Tact.* — La sensibilité au toucher est abolie dans tout le côté gauche du corps. A droite de la ligne médiane du corps, elle redevient normale avec cependant un peu de retard dans la main droite. A la partie droite de la poitrine il y a un peu d'hyperesthésie.

3° *Douleur.* — Le malade ne sent pas les piqûres d'épingles dans le côté gauche du corps : il les sent très bien à droite.

4° *Chaleur et froid.* — D'une manière générale, il sent bien le froid et le chaud dans le côté gauche du corps, mais avec un peu de retard, surtout à la main gauche. La main droite sent bien le froid et le chaud ; mais au bras et à l'avant-bras gauche et à la partie gauche du tronc, il reconnaît tantôt bien les températures (avec un long retard), tantôt il les confond.

Sent bien les différentes températures à la face.

OBSERVATION XXII

(Loco-citato.)

Déformation du pied gauche (varus). Exostose de l'articulation chondro-sternale de la troisième côte droite. Scoliose. Thermo-anesthésie. Brûlures.

Prév... (Eugène), âgé de vingt-quatre ans, argenteur sur glaces. Entré à Bicêtre le 26 mars 1896.

Antécédents héréditaires. — Père mort à soixante et

un ans d'une crise d'asthme (?) Mère vivante et bien portante. Deux frères, l'un bien portant (34 ans), l'autre suicidé à vingt-quatre ans. Ce dernier avait de fréquentes attaques convulsives, durant lesquelles il se mordait la langue, et qui étaient certainement de l'épilepsie.

Antécédents personnels. — Prétend n'avoir jamais été malade jusqu'à l'âge de quinze ans. En 1888, début de la maladie, tout d'abord le malade se voûte progressivement et sans y prêter aucune attention. Il se brûlait souvent les mains sans s'en apercevoir et sans ressentir aucune douleur.

En 1889, déformation du pied gauche qui devient creux avec un léger degré de varus, pendant que les orteils prennent la forme d'orteils en marteaux. Cette déformation qui se fait sans douleur et sans que le malade soit d'abord incommodé dans sa démarche, est complète vers 1890. A cette époque, il eut une série d'ulcérations spontanées et analgésiques au niveau de différentes articulations des doigts de la main droite et au pied gauche.

L'année suivante (1891) panaris analgésique de l'index gauche : durée cinq mois. Puis en février 1896, panaris non douloureux du pouce gauche : durée trois mois. En 1893, le bras gauche s'affaiblit, la jambe gauche de même, mais moins notablement. Il abandonne tout travail en 1896.

Etat actuel (février 1897) — Jeune homme de taille moyenne, ayant toutes les apparences d'une bonne santé.

La tête est enfoncée entre les épaules et penchée en avant et à droite. Le malade est un peu voûté, et les deux épaules sont ramenées en avant. L'épaule gauche est un peu tombante ; l'épaule droite est un peu plus volumineuse que la gauche.

Thorax. — La partie supérieure de la poitrine est aplatie de bas en haut et d'avant en arrière ; cette partie est enfoncée et décrit un arc de cercle irrégulier, à très grande corde.

La flèche la plus profonde de cet enfoncement est de 13 millimètres ; elle se trouve située à 7 centimètres à gauche (gauche du malade) d'une perpendiculaire abaissée du milieu de la fourchette sternale et à 4 centimètres au-dessous d'une horizontale, passant par cette même fourchette. D'une manière générale, cependant, la poitrine n'est guère plus enfoncée à un endroit qu'à un autre. Si l'on place un pain à cacheter dans la partie la plus déclive, et que l'on regarde le malade de profil, de manière que le rayon visuel soit tangent aux deux épaules, on ne voit pas ce pain à cacheter, mais on voit un peu le sternum.

La concavité de la partie antérieure et supérieure du thorax est manifeste sur les 7 ou 8 centimètres supérieurs de la poitrine. Le thorax (face antérieure) reprend sa forme normale au-dessus d'une ligne passant par les plis d'attache des bras dans la région axillaire.

On remarque une légère exostose de l'articulation chondro-sternale de la troisième côte droite.

A hauteur de la ligne mammaire, on observe un enfoncement ovalaire en forme « d'entonnoir ». Cet enfoncement, qui s'est formé aux dépens du sternum, est situé sur la ligne médiane de cet os et dans l'axe de celui-ci. La profondeur de l'entonnoir est de 15 millimètres, sa longueur de 8 centimètres environ et sa largeur de 4 centimètres.

Les muscles grands pectoraux se contractent bien, leur faisceau sternal est des deux côtés *très légèrement* atrophié.

Les deltoïdes et biceps sont normaux à droite et très légèrement atrophiés à gauche. Les creux sus-claviculaires sont plus profonds qu'à l'état normal.

Du côté du dos, on remarque une légère *scoliose* cervico-dorsale à convexité gauche, avec courbure de compensation dorsale. La partie latérale droite du dos est très saillante par rapport à la gauche, qui paraît à peu près normale.

Les bruits du cœur sont sourds et normaux. Le choc du cœur a lieu un peu au-dessous et en dedans du mamelon gauche. Pouls 70, régulier.

A. *Membres supérieurs.* — 1° *Droite.* — La main est « chiromégalique ». Elle est notablement plus grosse que la main gauche.

Les doigts ont subi une augmentation de volume plus notable que la région carpo-métacarpienne de la main.

Les trois premiers métacarpiens surtout sont accrus. L'augmentation de la main et des doigts s'est seulement produite en épaisseur, il n'y a pas d'allongement.

Les doigts, qui sont plus massifs qu'à gauche, sont fléchis et légèrement rétractés.

Atrophie des espaces interosseux et aplatissement des éminences thénar et hypothénar. Le mouvement d'opposition du pouce avec l'auriculaire ne peut se faire.

Atrophie avec parésie des fléchisseurs de la main droite. Le malade ne peut lever le bras au-dessus de l'horizontale, mais il l'écarte bien du tronc. La force qu'il oppose à la flexion et l'extension de l'avant-bras sur le bras est bien conservée.

Elévation de l'épaule droite avec atrophie légère des muscles de la ceinture scapulaire du sus-épineux en particulier.

La peau qui recouvre les doigts est un peu plus rugueuse qu'à gauche. Au niveau de la face dorsale des articulations des différentes phalanges, on remarque de nombreuses traces d'anciennes ulcérations superficielles.

2° *Gauche.* — La main, d'une manière générale, est normale. La flexion et la rétraction des doigts sans être complètes, sont bien plus marquées qu'à droite. L'écartement des doigts ne se fait que pour l'index et un peu pour l'auriculaire, tandis que les doigts du milieu se trouvent dans une adduction et flexion permanentes ; leur abduction et extension est impossible. Le pouce n'est pas opposable. Les phalangettes du pouce et de l'index ont en partie disparu par suite de panaris.

Aplatissement à un degré moyen des éminences thénar et hypthénar.

Le long supinateur est atrophié. Lorsque le malade fléchit son bras gauche, le relief du biceps se dessine bien, mais sa résistance est faible. Le triceps n'offre pas non plus de résistance. Atrophie légère du biceps et du triceps.

Le malade ne peut lever le bras jusqu'à l'horizontale et l'écarte difficilement du tronc ; l'épaule est abaissée et atrophiée ; cette atrophie est plus marquée qu'à droite.

Des deux côtés du corps on voit dans les muscles de l'avant-bras (en avant et en arrière), dans ceux du bras et dans le sterno-cléido-mastoïdien, des contractions fibrillaires et fasciculaires très rapides.

B. *Membres inférieurs.* — Pas d'atrophie des muscles des cuisses. Le pied gauche est plus cambré, plus court et plus large que le pied droit, resté sain et ayant une forme normale. Les orteils du pied gauche sont en « chien de fusil »; traces d'ulcérations anciennes et indolores aux deux pieds surtout au pied gauche, soit à la face dorsale, soit à la face plantaire.

Sensibilité. — Le sens musculaire est très bien conservé.

1º *Spéciale.* — Rien de particulier ; la vue, l'odorat, le goût, l'ouïe sont normaux.

2º *Tact.* — La sensibilité au toucher est bien conservée sauf à la main gauche.

3º *Douleur.* — Le malade sent très bien les piqûres

d'épingles sur tout le côté droit du corps et à la face. Ne sent rien au côté gauche et aux deux mains.

4° *Froid*. — La sensibilité au froid est très irrégulièrement répartie; il y a anesthésie en particulier aux deux avant-bras et à la région cervicale gauche. Il sent au contraire bien le froid aux deux bras, au thorax et à la région cervicale droite.

Chaleur (50 degrés). — La sensibilité à la chaleur est abolie aux deux membres supérieurs et aux paumes des deux mains ; cependant elle n'est que très diminuée dans certains points du bras droit. Elle est abolie au cou, mais conservée à la face et au tronc (face antérieure et face postérieure).

CONCLUSIONS

I. Les ostéo-arthropathies d'origine syringomyélique sont beaucoup plus fréquentes aux membres
supérieurs (80 pour 100), contrairement à ce qui se
passe dans le tabes; et, pour les membres supérieurs, la
fréquence est plus grande pour les articulations les plus
rapprochées de la racine du membre.

II. La fréquence absolue des ostéo-arthropathies au
cours de la syringomyélie est de 10 pour 100; c'est en
somme la fréquence des arthropathies tabétiques par
rapport au tabes.

III. Les hommes sont trois fois plus atteints que les
femmes, quoique la syringomyélie soit deux fois plus
fréquente chez les hommes que chez les femmes.

IV. Les ostéo-arthropathies d'origine syringomyélique se divisent en : *a)* ostéo-arthropathies pures,
n'exigeant dans l'immense majorité des cas qu'un
traitement orthopédique, non sanglant, et *b)* osthéo-
arthropathies infectieuses (cas de notre malade), où les

interventions sanglantes sont beaucoup plus logiques et, du reste, beaucoup plus souvent indiquées que dans les ostéo-arthropathies simples.

V. Il n'existe pas de caractère arthropathique distinctif entre les ostéo-arthropathies d'origine syringomyélique et les arthropathies tabétiques.

BIBLIOGRAPHIE

1845. Blasius, Beiträge zur practischen Chirurgie, S. 64.

1867. Steudener, Beiträge zur Pathologie der Lepra mutilans, Erlangen, S. 57.

1875. Blum, Arthropathies d'origine nerveuses. Thèse d'agrégation, Paris.

1878. Talamon, Lésion osseuse et articulaire liée aux maladies du système nerveux *(Revue mensuelle, 1878)*.

1880. Strümpell, Archiv. für Psychiatrie, Bd. X.

1882. Schultze, Virchow's Archiv., Bd. CXXXVII.

1884. Bernhardt, Berliner klin. Wochenschr, Nr. 4.

1884. Remak, Deutsche med. Wochenschrift, Nr. 47.

1886. Czerny (3 obs.) Verhandlungen der deutschen Gesellschaft für Chirurgie.

1887. Morvan (s. obs.) Gaz. hebdomadaire n° 34, p. 549. Des arthropathies dans la paréso-analgésie.

1887. Bloq, Société anatomique de Paris 1887, p. 83.

1888. Schultze, Zeitschrift für klin. Med. Bd. XIII.

1889. Déjerine, Société médicale des hôpitaux, 22 févr. 1889.

1890. Brühl, Contribution à l'étude de la syringomyélie. Thèse, Paris 1890.

1890. Roth, Zur Diagnostic der Gliomatose des Ruckenmarks.

1891. Krag (2 obs.) Langenbeck's Arch., Bd. XLI et Arch. für klin. Chirurgie, Bd. XII, p. 101, 1890.

1891. Schlesinger, Wiener med. Wochenschrift. Nr. 12.

1891. Préves, Contribution à l'étude comparée de la syringomyélie et maladie de Morvan. Thèse, Bordeaux 1891.

1891. Hoffmann, Sammlung klin. Vorträge (Volkmann), n° 20.

1892. Sokoloff (3 obs.), Deutsche Zeitchrift für Chirurgie, Bd. XXXIV.

— Hallion, thèse, Paris.

— Pitre, Lèpre et syringomyélie. Gaz. des Hôpitaux, 1er déc.

— Nissen (3 obs.), Arch. für klin Chirurgie, Bd. XLV, février.

— Parmentier, in thèse de Critzman, p. 83.

— J. Hoffmann (3 obs.), Deutsch, Iestch, J. Nervenheilk, Leipzig.

1893. Charcot J.-M., Progrès médical.

— Gessler, Med. Korrespondenzblatt des Würtemberg arztl. Landesvereins, n° 1.

— Weil, Wiener med. Blätter, n° 7 Beitrange zur kenntniss (Prag) der Arthritis gliomatosa, février.

— J.-H. Lloyd, Report of a Case of syringomyelia, with exhibition of sections of the spinal cord. Read before the College of Physicians of Philadelphia, février.

— Graf (4 obs), Beitrage zur klinischen Chirurgie, p. 517.

— Sonnenburg, Berliner klin. Wochenschrift, n° 48, p. 1161.

1894 J.-B. Charcot, Revue neurologique de Brissaud et Marie, n° 9, p. 250.

1894. Paul Londe, J. Perry. Nouvelle Iconographie de la Salpêtrière.

1895. Lardeux, Lèpre, syringomyélie. Mal de Morvan. Sclérodermie. Parallèle clinique. Thèse, Paris.

1896. Sokoloff (6 obs.), Medetzinskoë obozrénië, n° 18.

1897. Astié, le Thorax en bateau de la syringomyélie. Thèse, Paris 1897.

— Marinesco, Main succulente et atrophie muscul. dans la syringomyélie. Thèse, Paris 1897.

1897. Bloch, Contribution à l'étude de la syring. à type scapulo-
         huméral. Thèse, Paris.
1898. Dupont, Traumatisme de la syringomyélie. Thèse, Paris.
1900. Pauli et Pouly. Revue de médecine, p. 1033.
—   Nalbandoff, Contribution aux déformat. du rachis dans
         la syringomyélie. Vratch, p. 309.
1901. Toucher (1 obs.), Revue neurologique, n°

TABLE

Lyon. — Imp. Pitrat Aîné, A. Rey Succr — 26293